脳と気持ちの整理術

意欲・実行・解決力を高める

築山 節

tsukiyama takashi

はじめに――困難なときこそ、脳の原則に還ろう

本書のタイトルは、「思考と気持ちを整理する技術」というくらいの意味だと考えて下さい。

目の前に難しい問題があって、不安になっているとき、どうやって前向きさを取り戻していけばいいか。やらなければいけないことがありすぎるとき、思考をどう整理すればいいか。良いアイデアが出ないとき、欠けているものは何か。自分を理性的にコントロールするために、何が大切か。そういうことについて、私なりの考え方を示しています。

私の座右の書であるサミュエル・スマイルズの『自助論』になぞらえて、おこがましい言い方をお許しいただければ、「脳の自助論」といったところかも知れません。逆境を克服し、人生を開拓していくときに、自らの脳を支える技術について書いています。

最近、私の外来を訪れる患者さんの傾向が変わってきました。記憶力などの低下が著しいボケ症状や健忘症の人は以前に比べて相対的に減り、思考が混乱しやすい人、気持ちの整理ができなくなっている人が増えているのです。

現代人の脳は、非常に大きな変化に晒されていると思います。

つい一五年ほど前までは、半永久的に変わらないかのように思われていた社会や仕事の在り方が、急速に変化し、これからどうなっていくのか、見通すことが難しくなっている。その中で、自分の進路を考え、また、日々の問題解決にも向かっていかなければならない。こういう時代には、どうしても不安や不快が発生しやすくなります。

また、高度に発達した情報化社会の中で、重要な情報が光の速度で飛び交い、誰でもそこに簡単にアクセスできるようになっている。現代において情報を持っていることは一つの力ですが、個人の脳がそれを処理しきれなくなると、物忘れが発生したり、思考が混乱したりしやすくなります。その面での問題を抱えている人も増えているでしょう。

さらに、厳しい競争社会の中で、一つ一つの問題に対するより速い判断が求められている。

速く的確な判断をするためには、そのときだけ集中して考えればいいのではなく、普段から予定の管理や情報の整理などができていなければいけません。それが不十分だと、重要な問題を解決する時間がなくなったり、いざというときに舵《かじ》を大きく切り間違えたりしてしまいます。

こういう時代は、脳を活かして自分を飛躍させていくチャンスでもあると思いますが、世の中、そんなに強い人ばかりではありません。思考と気持ちの整理が上手くできず、やる気を失ったり、パニック状態に陥ったりしがちな人も多いのではないでしょうか。

私は、外来を訪れる患者さんと接していて、むしろ人並み以上に仕事や勉強がよくでき、向上心も高い人ほど、そういう悪い流れにもはまりやすいと感じています。

脳には無限の力があるかのように思われがちですが、それを過信してはいけません。私が専門医として日々実感しているのは、脳はやる気を失いやすいものだし、見聞きした情報を忘れやすいものだし、思考を混乱させやすいものだということです。

大切なのは、脳の機能的な制約を理解し、それを補う使い方を心がけることです。やる気を失いやすい脳にやる気を持たせるために、意識的に良い刺激を与えていく。

忘れやすい脳に情報をしっかり覚えさせるために、少しだけ工夫をする。混乱しやすい脳に冷静さを維持させるために、問題を物理的に整理する技術を身につける……。そういうことができてはじめて、無限の可能性を秘めた脳の力をよりダイナミックに活かしていくこともできると思います。それが、私が考える正しい脳の使い方です。

私は、外来を訪れる患者さんたちと接しながら、現代人が陥りやすい脳の使い方に関する問題を学び、対策を考えてきました。その実証的研究のエッセンスをまとめたものが本書です。

といっても、不安になっているときや思考が混乱しているときなどに、複雑な対策を示されても実行できませんから、前著『脳が冴える15の習慣』と同様、本書でも、有効性が高いと言える方法をできるだけシンプルに提示するように心がけました。

もちろん、すべての方法を身につけていただく必要もありません。今の自分に役立つと思う方法を一つでもいいですから、仕事や生活に取り入れ、実行してみて下さい。

本書を通じて、少しでも多くの方が脳の働きを高められることを願っています。

脳と気持ちの整理術　意欲・実行・解決力を高める

目次

第3章 記憶を強化する技術

第1章

前向きな自分をつくる

1 意欲を高めるための基本原則

◇まずは健康。それから「欲」「好き・嫌い」「ほどよい興奮」

意欲を高め、前向きな自分をつくるには、「脳が健康である」ということがまず重要です。

仕事が忙しいときでも、勉強が大変なときでも、ある程度の睡眠時間を確保して、起床時間を安定させ、生活のリズムを整える。三度の食事をきちんと摂り、体を少し動かして、脳に血液が巡りやすいようにする。そうやって、脳が動きやすい条件を整えてから問題解決に向かわないと、どうしても必要以上にネガティブになってしまいます。

働かない頭で考えようとするので、難しい問題が余計に難しく感じられてしまう。思考系に対して感情系が優位になりやすくなるので、冷静な判断がより難しくなる。結果的に、より意欲が起こりにくく、思考が混乱しやすくなるのです。

そういう状態を改善させることがまず大切と考えて下さい。

その上で、意欲を高めるために次に大切なことを挙げるとすれば、以下の三点をベースとして考えるのが有効だと思います。

・欲
・好き・嫌い
・ほどよい興奮

脳を刺激することによって、このどれかを高める。


欲というのは分かりやすい話です。

仕事や勉強に向かうときに、何か欲しい物があるから頑張る。あるいは、地位や名誉などが欲しいから努力する。そういう欲をはっきり持てている人の方が、持てていない人より意欲が起こりやすいはずです。

最近、いろいろなところでよく言われていることですから、本書で詳しくは書きませんが、意欲を高めやすい人は、「自分にご褒美をあげるのが上手い」ということだけ覚えておいて下さい。

仕事や勉強を頑張りたいときに、「努力した結果、何が得られるのか」ということをまずははっきりと脳に認識させる。しかし、その最終ゴールにたどり着くまでには時間がかかりますから、目標を小さく割って、「ここまで頑張ったら、この時計を買っていいことにする」「ここまで頑張ったら一泊旅行に行く」といった小さなご褒美を目の前にぶら下げた方がいいわけです。余暇の時間にカタログを見るなどして、感情系を刺激し、脳に欲を起こさせる。そして、努力して目標を達成したら、実際に自分にご褒美を与える。

それが意欲を高めやすくする一つの分かりやすい方法だと思います。

次に、その仕事や勉強がある程度好きである、ということも当然重要です。

辛い練習を黙々とこなすスポーツ選手は、「好きだから頑張れる」という言葉をよく口にします。

あるいは、身近にいる、他人から見ると大変そうな勉強や学問の研究などに打ち込んでいる人たちのことを思い出してみて下さい。彼らに、「なぜ頑張れるのか？」と聞いたら、

「好きだから」

と答えるでしょう。

なぜ単純に快楽が得られるわけではない仕事や勉強、スポーツなどを好きになるのかと言えば、一つには、その中に、自分が「できること」「自信があること」がたくさんあるからだと思います。

◇「できること」が増えると「好き」になる

人が何かを好きになっていくときのプロセスを分かりやすく示してくれるのは、子どもの例です。

たとえば、算数がまったくできない子どもにとって、その授業中は苦痛でしかありません。先生が黒板に書いている問題の中にも、机の上に広げられている教科書やドリル

の中にも、自分が「できること」「自信があること」が何もないからです。
そういう「できないこと」にいつまでも向き合わされていると、子どもの脳は動かなくなっていきます。目の輝きが失われ、ここから逃げ出したいとしか思えなくなってくる。

こうなっているときに、「おもちゃを買ってあげるよ」などと、目の前にご褒美をぶら下げても無駄でしょう。「できないこと」に対する意欲は起こしようがないのです。

しかし、そういう子どもを親や学校の先生が放課後などに上手く指導してあげて、「できること」をまずは一つつくってあげる。そうすると、その子の脳は、算数の授業中、ともかくその「できること」をやろうとして、動くようになります。

自分の力で問題が解けたという成功体験は、脳に快の刺激をもたらしますから、もっと問題を解きたくなる（快・不快の判断に深く関わっているのは、扁桃体《へんとうたい》という器官です）。

成功体験を積み重ねながら、同じ種類の問題を繰り返し解いているうちに、そのことに関する脳内のネットワークが強化されます。もっと速く、確実に解けるようになるわけです。

脳の構造

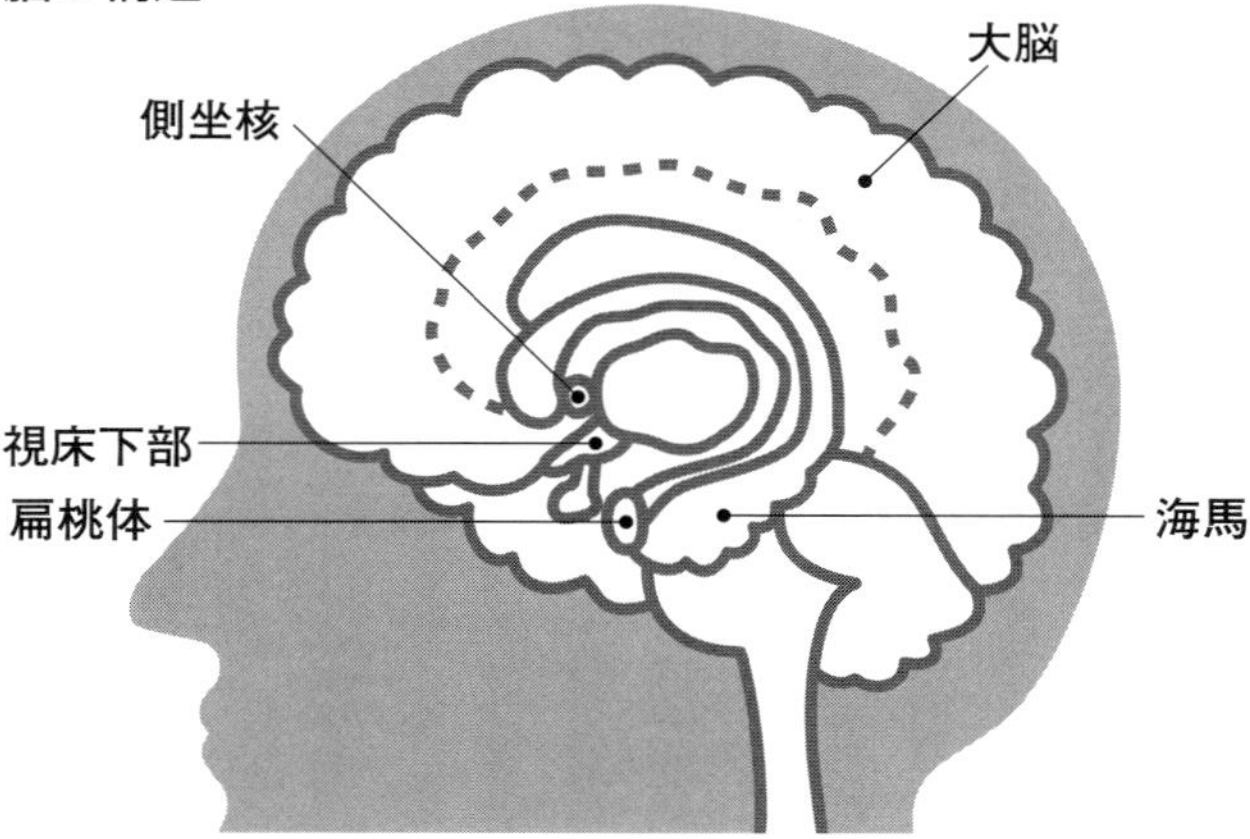

と同時に、脳が次の段階に成長する準備が整う。

ここでまた親や学校の先生が上手く導いてあげて、もう一つ「できること」をつくってあげると、算数の授業中、子どもの脳が動く場面がさらに増えます。目に輝きが出てくる。

成功体験をする機会が増えますから、扁桃体が快と判断する場面も増える。

そうやって、自分が「できること」「自信があること」が増えれば増えるほど、脳がよく動いている時間が長くなり、快の感情が大きくなり、算数の勉強を好きになっていく。その「好き」という感情が、辛さや大変さを乗り越えさせる意欲を生むのです。

この原則は、当然、大人になってからでも

変わりません。

◇「五歩先に解決がある問題」の一歩目を見つける

大人と子どもで大きく違うのは、大人には、「放課後に導いてくれる親や学校の先生」に当たる人がいない、ということです。社会がもっと安定していた時代には、職場の上司や先輩がその役割を担っているケースも多かったわけですが、成果主義の世の中にシフトし、それは自己責任になりつつあると思います。意欲を大きくしていくためにも、自分の意志で一つずつ「できること」を増やしていくことが大切になっているのです。

私は外来で、「意欲が起こらない」という患者さんたちと接していて、社会がそういう風に変化していることをまだよく分かっていない人が多いように感じます。

社会が、足し算・引き算を一問ずつ解いていくような仕事から与えてくれればいいですが、そう甘くはありません。九九も知らない一年生にいきなり掛け算・割り算を解かせるような課題が出されることもよくあると思います。しかも、そのノルマが大量にあったりする。

私が見る限り、その「できないこと」にいつまでも向き合わされているうちに、仕事や勉強をどんどん嫌いになり、意欲を起こせなくなっている人が多いと思います。

しかも一方では、格差社会の中で、大きな成果を挙げればこんなに早く出世できる、早く大金持ちになれる、できない人は負け組になる、という情報も多く与えられ、焦らされている。その中で、「できること」を一つずつ増やしていくのではなく、強引な方法で解決をはかろうとして、失敗する。仕事や勉強が好きになる前に、失敗体験ばかり積み重ねてしまい、辛さや大変さに耐えられなくなってくる、というケースも多いと思います。

そういう患者さんが外来にいらしたとき、私は次のようにお伝えしています。

「社会に出て、私たちに与えられる問題は、自分にとって五歩先のことである場合が多いと思うんです。つまり、今の自分の脳の力では、一朝一夕には解決できない。その解決できない五歩先のことばかり考えていると、意欲を起こすのは難しくなってしまいます。五歩先に解決がある問題を分解して、今の自分にもできそうな一歩目をまず見つける。一歩先まで確実に行けるように努力する。それから二歩目に進んでいく。二歩先まで確実に行けるようにする。そうやって一歩一歩進んでいくうちに、脳内のネットワークが強化されて、やがては五歩先まで一歩で跳ぶような仕事もできるようになってくるんです。その一歩一歩を自分で見つけていかなきゃいけないいんですよ」

◇現代人に求められている「自助力」

それはたとえば、営業の仕事で言えば、スケジュール管理を完璧にして、約束の時間に遅れないようにすることを一歩目、顧客に好感を持たれるような挨拶の仕方を身につけ、説明すべきことを分かりやすく説明できるようにすることを二歩目……というレベルから考えていってもいいと思います。「確実にできること」を増やすことが大切です。

そのうちに、そんなレベルのことはほとんど無意識的にできるようになってきて、三歩目、四歩目のプロセスを考えやすくなる。顧客のニーズをきちんと聞き出して、次の営業につなげることを三歩目、そのニーズを整理して、上司などを通じて会社にフィードバックできることを四歩目、自分で有効な企画書を書いたり、顧客の心を摑むプレゼンをしたりできるようになることが五歩目……と考えていってもいいでしょう。

その中で、自助努力としての勉強や訓練が必要になるわけです。

◇脳の成長が加速度的に進む段階がある

このときもう一つポイントになるのは、基礎から地道な努力を続けていると、最初は時間がかかっても、ある段階から、脳の成長が加速度的に速くなっていくということです。

最近の脳科学では、脳が新しい知識やノウハウを獲得するとき、「ネットワークが稼動する」という言い方をします。

脳神経細胞がニューロンと呼ばれる手を伸ばして、他の神経細胞と結びつき、そこにインパルスと呼ばれる電気信号が流れるようになり、文字通り「ネットワークが稼動する」。

その成長は、どうしても一歩ずつでしかあり得ません。

いろいろなネットワークを少しずつ稼動するようにさせていかなければいけない。この段階が、少しだけ苦しかったり、もどかしかったりするのです。

しかし、ある段階から、自分が長足の進歩を遂げているように感じられるようになる。

有効なネットワーク同士がつながりはじめるのです。そうすると、より大きな問題を解決できるようになりますから、成功体験による快も大きくなり、その仕事や勉強をするのがどんどん楽しくなってくる。簡単に言えば、得意分野になってくるのです。

その段階まで来ると、初心者の頃には、すべてがバラバラに存在しているかのように思えていた、たとえば、顧客のニーズを聞き出す能力や企画書を作成する能力、プレゼンの能力などが、じつは同じ脳の力に基づいていることも感じやすくなるでしょう。そこまでを自分の意志でできるかが、現代人に求められている「自助力」の一面だと思います。

これに欲の力が加わって、「この仕事で目標を達成できたら、あれを買いたい」「この試験に受かって、こういうポジションを手に入れたい」と思えるようになると、意欲はもっと高めやすくなるわけです（欲を持つのは悪いことではないと思います）。

ただし、ここで付け加えておかなければならないのは、「好き・嫌い」というポイントで言えば、「嫌い」という感情も、意欲を起こさせるために大切ということです。

今のままでは嫌だから頑張る、将来こうなりたくないから努力する、ということが、「好き」という感情と対になって、人間を行動に駆り立てているものだと思います。

その両方が重要ということは、章を改めて解説することになるでしょう。

ここでは、意欲を高める原則として、「欲」「好き・嫌い」「ほどよい興奮」のどれかを高めるということに加えて、次のようなポイントを覚えておいて下さい。


「できること」が増えると「好き」になる。

「五歩先に解決がある問題」の一歩目をまず見つけよう。

2 「やる気が出ない」ときの対処法

◇興奮状態は意欲につながる

意欲というのは、必ずしも「この仕事や勉強をしたい」という明確な方向性を持って発生するものではないと思います。

たとえば、サッカーの日本代表戦を観た後などに、劇的な勝利に興奮し、「何かがしたい」という気分になる。脳内にある種のエネルギーが発生しているのです。

あるいは、すばらしい人の話を聞いたり読んだりして、感銘を受け、「自分も頑張りたい」という衝動に駆られる。

つまり、興奮状態は意欲につながる、と考えられるのです。

しかし、その発生を外的な刺激だけに頼るのはやめた方がいいと思います。そういう刺激は、いつでも得られるわけではない上、得られても強すぎて、時には血圧や心拍数などの上昇を招き、思考系の安定した活動を妨げる場合があるからです。日常的には、自分の意志で脳に刺激を与え、「ほどよい興奮」状態をつくり出すことが理想だと考えられます。

じつは、そのための簡単な方法があるのです。

◇「簡単な問題からでもいいから解きなさい」

感情系を司る大脳辺縁系の中に、側坐核《そくざかく》と名づけられているごく小さな器官があります。脳に興味がある人なら一度は聞いたことがあると思いますが、一般的に、やる気の発生に著しく関係していると考えられている器官です。

側坐核を刺激するのには、分かりやすい方法があります。

それは、体を動かして作業をするということです。

手を動かしてプラモデルを組み立てたり、ガーデニングをしたりしているうちに、集中力が高まり、疲れを感じにくくなる。そういうときに、深く関与しているのが側坐核だと考えて下さい。

よく、試験勉強を始めなければならないときなどに、猛然と机の片付けを始める人がいますが、これは無意識的に作業による興奮を求めている状態だと考えられます。

また、「勉強をする気にならないときは、とにかく机に向かって、少しでも興味が湧く問題、簡単な問題からでもいいから解きなさい」とよく言われますが、これも正しいことです。

私は、仕事に対する意欲が下がっているときに、病院の収支計算やダイレクトメールの処分のような単純作業から始めるのですが、これも側坐核を刺激するためです。

この、作業をすることによってある種の興奮状態が発生するという原理は、精神医学者のエミール・クレペリンによって「作業興奮」と名づけられています。

◇「作業興奮」の効果を大きくする方法

ここまでは、脳科学の世界の一般論です。私はこの作業興奮の考え方に、次のような条件を付け加えると、効果がより大きくなると考えています。

・短時間の集中で済む作業を連続させる。

これは一つには、脳には「変化に対応しようとしているときに活性化される」という性質もあるからです。

たとえば、いくら百マス計算に脳を活性化させる効果があると言っても、それを半日も続けたら、思考力も集中力も、かえって落ちてしまうでしょう。計算自体は、半分眠っていてもできるくらいになると思いますが、それ以外のことをする意欲がなくなってしまう。脳は同じ作業をいつまでも続けていると、どうしてもぼんやりしはじめるのです。

同じ理由から、解決までに何時間もかかるような作業をするのも、仕事や勉強に向かうための意欲を高める目的での作業には向いていないと考えられます。

逆に、難しい作業をして行き詰まっているときには、一度中断して、簡単な作業に切り換えた方がいいのです。

また、簡単な作業の方がいいと言っても、歯磨きや洗顔などのほとんど無意識的にできてしまう作業では、効果が期待できません。机の片付けや簡単な書類の整理、百マス計算などといった、少し意識を集中させないとできないような作業で、しかもその一つ一つは短時間で終わる、という作業をいくつか連続させるのが有効なのです。

・「テキパキと行動している状態」が、脳にほどよい興奮をもたらす。

と考えると分かりやすいでしょう。

テキパキと行動するのに、必ずしも大きな意欲は必要ありません。しかし、行おうとしている作業の一つ一つが、短時間の集中で済む作業である必要はあります。

◇「難しい仕事を任されている人」が陥りやすい悪循環

私の外来に、次のような患者さんがよくいらっしゃいます。

「最近、どうしても意欲が起こらないんです。頭がぼんやりとしがちで……」

こういう症状を訴えて来院される患者さんは、診察室に来ても、最初、スムーズに会話することができない場合があります。質問に対する反応速度が遅く、長い話をパッと組み立てることもできない。ぼんやりとした、寝起きのような状態になっているのです。

その状態のままでは、自分の症状や普段の生活について、詳しく話していただくことができませんから、食欲など、いくつか簡単な質問に答えていただいた後、

「あちらの検査室に行って、ＣＴ検査を受けてきて下さい」

「○○というスタッフがいますから、彼に声をかけて、こういう検査を受けてみて下さい」

といった指示を出すことがあります。

これもある意味で、「ほどよい興奮」を起こさせ、脳の活性度を上向かせる方法です。病院というのは、一般の方々にとっては緊張するはずの場所ですから、そこで移動したり、慣れないスタッフと会話したり、検査を受けたりしているうちに、目が覚めたような状態になってくることがある。もちろん、脳の検査ですから、その過程で何らかの問題が発見されることもあります（大半の場合には、専門的な治療やトレーニングを受ける必要があるほどの状態ではないことがはっきりします）が、それとは別に、病院内

で少し動いていただいてみて、状態がどう変わるかを見たいという狙いもあるのです。

それでまた、診察室に戻ってきていただいて、お話をうかがう。

「どうでしたか、検査は。大変でしたか?」

「いえ、少し緊張しましたけれど」

質問に対する反応速度が速くなっている。

「CTやMRなどの検査を受けていただきましたが、脳の状態はまったく問題ありません。健康な人の脳ですよ」

「それを聞いて少し安心しました」

「そうすると、普段の生活が問題になってくるんですが、今、毎日どんな生活をしてらっしゃいますか?」

「会社員ですから、平日は基本的に、朝、定時までに出社して自分の仕事に向かう、という生活です。頭がぼんやりとして仕事が進まないものですから、退社するのは夜九時過ぎになることが多くなっています。それから外食をして、家に帰って、何となくテレビを見て、深夜一時くらいに寝る……といった感じでしょうか」

「今やってらっしゃるお仕事は、難しいですか?」

「はい。私にとっては……。少し荷が重すぎるくらいの仕事です。しかも最近は、頭が上手く働かないような状態になってしまっているものですから」

「ところで、毎日の生活の中に、簡単な作業をテキパキとこなしている時間帯はありますか？」

「簡単な作業、ですか？　いえ、ほとんどないと思います。一日中机にかじりついて、同じような難しい問題の解決に頭を悩ませている状態です」

◇大変な仕事をするときには「助走」が要る

私の外来での経験上、意欲を失いやすい人は、こういう生活を送っているケースも多いと思います。

仕事上の厄介な問題解決や難度の高い試験の突破などを期待され、本人もそれに応えようと必死になっている。ところが、なかなかクリアできない。そのうちに、短時間の集中で済む作業を連続してこなしている時間帯が生活の中からなくなり、作業興奮がまったく得られないまま、いつも難しい問題に頭を悩ませているような状態になっていく。

そういう患者さんには、次のように指導することにしています。

「脳に難しい問題を考えさせたり、パワフルな仕事をさせたりするためには、助走が要るんですよ。それをなくして、遠くまで跳ぼうとするかのような仕事ばかりしようとしていると、意欲が起こらなくなっていってしまうことがあるんです。脳にとって、助走というのは、簡単な作業を連続させることだと考えて下さい。五分の集中で済むような作業、一〇分で解決できるような作業。そういう簡単な作業をある程度連続させていったときに、もっと長い集中にも耐えられるような脳の状態ができる。普段、難しい仕事や勉強に取り組んでいる人ほど、そういう時間帯を持つことが大事なんです」

ここでは、次のようなことを覚えておいて下さい。

「短時間の集中×多数」で脳は活性化される。
「テキパキと行動している状態」を意図的につくり出そう。

3 脳をリフレッシュさせる技術

◇同じことを続けていると早く疲れやすい

前述のような患者さんには、じつはもう一つ、脳の使い方に問題があります。

それは、「一日中机にかじりついて、同じような難しい問題の解決に頭を悩ませている」ということです。

脳も筋肉と同じように、使えば疲労します。

体でも、同じ姿勢を長く続けていると（同じ筋肉に同じ負荷をかけ続けることになるので）動いているときよりも早く疲れる、ということがありますが、これは脳でも同じです。

同じ状態で、同じようなことを考え続けていると、いろいろなことに脳を使っているときより、早く疲れる。興味が起こらなくなると言った方が正しいかも知れません。

◇アプローチを変えれば新鮮に取り組める

しかし、同じようなことを考え続けなければならない場面というのも、どうしてもあるわけです。

そのときにどうすればいいか？

仕事や勉強のやり方、あるいは、考える自分の状態を変えていけばいいと私は考えています。

たとえば、ある難しい問題を解決しなければいけないときに、午前中に一人でパソコンに向かいながら考えていたのであれば、午後はまず、人に説明をして意見を求めながら考える。

次は、紙に手で書きながら考える。

それからまたパソコンの前に戻って考えたり、作業したりする。

そういう変化をつけていけば、脳は随分楽になるでしょう。

あるいは、午前中に文章を書きながら（言葉で）考えていたのであれば、午後は図やイラストを描きながら考える。それだけでも、脳の特に使っている場所が明らかに変わります。

また、私がよくやるのは、場所を移動しながら考える、ということです。

これはじつは、私にとって、人から話しかけられない時間を確保するためのやむを得ない措置でもあるのですが、同じ問題を考えるのでも、仕事場で座って考えるのと、外を歩きながら考えるのとでは、脳の使い方が少し変わります。途中で喫茶店に寄り、腰を落ち着けて、コーヒーを飲みながら考えれば、また少し変わるでしょう。人に相談しながら考えるときほど大きな変化は得られないかも知れませんが、そうやって少しずつでも、脳の使い方を変えていくことが、同じような問題を考え続けるときには大事なのです。

アプローチが新鮮であれば、同じ問題でも新鮮な感覚で取り組むことができます。

また、脳はその日その時によって状態が違っていますから、自分が「得意なこと」も一定ではありません。文章を書きながら考えるということが進められない日でも、図を描きながら考えを進めることはできるかも知れない。それができない日でも、人の意見を聞くことはできるかも知れない。仕事や勉強に対するアプローチを変えながら、難しい問題に取り組んでいくというのは、脳の総合力で勝負することでもあります。

◇不完全であっても答案用紙は必ず出す

『脳が冴える15の習慣』に、集中力を高めるには、「時間の制約」を持つことが大切と書きました。

脳は、自らに「集中力を高めよ」という指令を直接出すことができません。私たちが意志的にできるのは、「何時までにこれだけの仕事をやらなければいけない、何個の問題を解かなければいけない」という時間と距離（仕事量）の関係を認識することです。

同じ一所懸命に仕事や勉強をするのでも、

「一日に何時間やるか」

ではなく、

「一日に何回、時間の制約を意識しながら集中して仕事や勉強に取り組んでいる時間帯（＝試験を受けている状態）をつくるか」

という風に考え方を切り換えていかないと、いつまでも効率は上がりません。

長い期間をかけて難しい問題解決に取り組んでいくときにも、この原則は当てはまります。

その「時間の制約」を設ける効果をより大きくする方法を、ここで補足しておきましょう。

一つは「必ず結果を出す」ということです。

つまり、二時間なら二時間、ただ考えたということに満足するのではなく、その間に考えたことをメモ程度にでも、必ず脳から出力して残しておく。「試験を受けている状態」をつくり出した以上、完全解答でなくても、答案用紙は必ず提出するのです。

それを誰かに見せて、チェックしてもらえる態勢をつくれていると、もっといいでしょう。

そうすることにより、「時間の制約」を設けたことの意義が生きてきますし、次に考えるときのヒントを自分で確実に蓄積していくことにもなります。

そして、もう一つ大事なのが、ここまで解説してきた「アプローチを変化させる」ということです。

「試験を受けている状態」だからといって、必ず机に向かって一人で考えていなければいけない、ということはありません。「時間の制約」内に、人と話しながら考えている時間帯があったり、図を描きながら考えている時間帯があったり、作業興奮を高めたりしている時間帯があったりしてもいいのです。むしろ、そういう変化がないと、脳が早く疲れてしまい、効率が悪くなります。

同じ脳の使い方になっている時間を長く続けない。「時間の制約」を設けて、仕事は短めに切っていく。また、そのやり方に変化をつけていくことが大切です。

ここでは、次のようなポイントを覚えておいて下さい。

> 仕事や勉強のやり方に変化をつけよう。
> 同じことを続けていると、脳が早く疲れやすい。

4 「脳のエネルギーの投資先」を明確にしよう

◇「午前中の予定はどうなっている？」

前向きな自分をつくるために、次に大切なのは、目標を脳にはっきり認識させることです。

せっかく作業興奮などで、意欲が高まりやすい状態をつくっても、そのエネルギーをどこに向ければいいのかがはっきりしていないと、その状態を活かすことができません。

「あれをしようかな、これをしようかな」と迷っているうちに、だんだん興奮状態が冷めていき、「とりあえずテレビを見てから考えよう」ということになって、完全に消えてしまう。脳は本来怠け者であり、楽をしたがるようにできています。

「ほどよい興奮」を仕事や勉強に向かう意欲に効率良く換えていくためにも、「脳のエネルギーの投資先」が明確になっている必要があるのです。

私たちは、「次に何をするのか」くらい当然分かっていると思いがちですが、案外そうではありません。

物忘れをしている、とは言わないまでも、自分の予定に対する認識が薄弱になっている場合があります。

一般の会社でも、次のようなことがないでしょうか？

朝、出社してきても、見るからにぼんやりしている社員がいる。

そういう社員に、機転が利く上司が、こんな風に声をかける。

「○○君、午前中の予定はどうなってる？」

私も同じような質問を病院のスタッフに投げかけてみることがあるので分かりますが、そういうときには、部下の予定を知りたいから聞いているのではなく、本人の口から予定を出力させるために質問している場合が多いと思います。

そうすると、

「えーと……」

と考え込んでしまうことがある。

もっとも近い未来の予定が、自分でよく分かっていないのです。

こういうときに意欲的に仕事ができるとは考えられませんから、上司がもう少し答えやすいように誘導して、何とか本人の口から、午前中の予定を出力させる。

そうすることで、本人の脳の中で漠然としていた行動目標が言語化され、対象化しやすくなります。

それを発話することで、耳から再入力される。

上司が復唱したらもっといいでしょう。もう一度耳から入力されることになります。

二重三重に認識の強化がなされるわけです。

そうやって「何をするのか」をはっきりと脳に認識させることで、意欲のロスを防ぎやすくなります。

◇前日の夜のうちに、「明日すること」を書いておく

目標を聞いてくれる相手がいないときには、自分で書くようにするといいでしょう。

「仕事を意欲的にできていないな」と思ったときに、「次に何をするのか」を書き出し

てみる。今日何をするのか、午前中のうちに何をするのか、次の一時間の間に何をするのか……。

それを一度書いて捨てるのではなく、繰り返し見るようにするといいと思います。いくつかの目標をクリアしたら、また紙を見て、「次に何をするのか」を確認する。必要があれば修正を加え、一日の中で何度かその紙を見て、行動の目標を繰り返し脳に認識させる。

些細なことのように思われるかも知れませんが、脳のエネルギーを効率良く一つ一つの仕事や勉強に注ぎ込んでいくためには、こういう工夫が有効なのです。

私は、それを前日の夜のうちにやっておくのがベストだと考えています。

夜、寝る前に、明日するべきことは何かを思い浮かべてみて、メモや一日のスケジュール表などに書き出しておく。それを翌朝見て確認し、ぼんやりしてきたな、というところでまた確認し、一日が終わる頃にまた見て、今日はちゃんと予定通りできたかな、ということを確認する。

もちろん、すべての行動目標を書き出す必要はまったくありません。私の例で言えば、

「14時〜16時、外来で診察」「17時から会議」といった予定は、職場に来て、組織の歯車として動いていれば、自然と意識がそこに向かいますから、基本的に書きません。

書くのは、「13時からA誌の取材」といったイレギュラーな予定と、「17時までにB社から依頼されている原稿を書き上げる」「7時〜8時、放送大学の宿題を片付ける」といった、自分の意志で進めなければ誰も命令してくれないような予定です。

◇準備や予習は歳を取ってからこそ大切になる

自分の予定を書くということが、どうしても無駄なように思える人は、準備や予習をしっかりやる、ということでもいいと思います。準備や予習も脳からの出力です。

明日提出しなければいけない書類があるなら、前夜のうちにそれを用意して、カバンに入れておく。あるいは、机の上の分かりやすいところに置いておく。明日誰かに説明しなければいけないことがあるなら、そのための資料をめぼしいところだけでも読んでおく。

その方が忘れ物をしなくなったり、仕事や勉強がスムーズに進んだりするから、ということもありますが、それだけでなく、その行動に意欲を向かわせるためにも大事なのです。

私の場合は、明日の予定を書くことは毎日はしませんが、準備や予習は毎日必ずします。そういう寝る前のわずかな努力が、明日の自分を助けることが分かっているからです。

準備や予習は、若い頃だけやって、歳を取ったらもうやらなくていいと思われがちですが、脳の体力が衰える年齢になったときほど、大切になる習慣だと思います。

ここでは、次のようなポイントを覚えておいて下さい。

「次に何をするのか」を脳にはっきり認識させよう。
前日の夜に、それを書き出すか、準備・予習をする習慣を持とう。

5 まず「誰のために」を考えよう

◇自分は誰に対して、どんな役割を担っているか？

これは、次の章で解説するテーマにも関わってくることですが、「次に何をするか」「明日何をするか」を考えるときには、まず「誰のために」を考えることが大切です。

自分が今、仕事や私生活で密接な関わりを持っている人たちの顔と名前を思い浮かべて、そのうちの誰から何を頼まれていたか、それはいつまでにやらなければいけないか、ということを考える。あるいは、特には頼まれていなくても、誰かのためにしてあげたいこと、自分がそれをすることによって、双方の利益になるようなことがないかを考える。

たとえば、仕事の得意先や上司から頼まれていることはないでしょうか？

その問題解決に向けて、今しなければならないことは何でしょうか？

すぐにでも報告すべきことはないでしょうか？

あるいは、自分がそれをすることによって、部下の負担が軽くなったり、家族が喜んだりすることはないでしょうか？

そういうことをまず考え、優先順位をつけてから、「自分のために」何をするかを考えるのです。

これは道徳的なきれい事のように聞こえるかも知れませんが、そうではありません。前向きな自分をつくるために有効なことです。

◇人からの感謝や評価は意欲を高めるエネルギー源

先ほども書いた通り、意欲をロスしないようにするためには、次の行動目標を脳にしっかり認識させる必要があります。

また、その目標が具体的であるほど、「それをやろう」という意欲も起こりやすくなる。

意欲には、「行動に先立って必要なもの」というより、「『何をするか』を決めることによって発生し、行動している中で増幅されていくもの」と考えた方が正しい面があります。

「誰のために」を考えるのは、その目標を具体的に考えやすくするために有効なことです。

たとえば、資料を作成する場合でも、ただ何となく「自分が満足するように」と考えていると、「いつまでに」「どれくらいのもの」を仕上げればいいのかが考えにくくなります。そのときに、「顧客の山田さんのために、資料を作成する」ということをはっきり認識できていれば、「いつまでに」「どれくらい」も考えやすくなるでしょう。

その具体化しやすいという効果によって、「それをやろう」という意欲も発生しやすくなる。

また、結果的に、人からの感謝や評価も与えられやすくなります。

前著で詳しく書いているので、本書で殊更にそのことには触れませんが、人からの感謝や評価というのは、意欲を高める上で、もっとも分かりやすいエネルギー源です。

それを得ることを目標として、自分の行動目標を決めるようにしましょう。

逆に、「自分のために」を優先させて考えると、人に迷惑をかけることが増えるだけでなく、「何をすればいいのか」「いつまでに終えればいいのか」「どのくらいやればいいのか」という目標の選択肢が無限に増えてしまい、考えるのが辛くなります。

◇自分本意は脳にとって楽ではない

私たちは、ある程度の年齢・立場になると、自分本位に生きようと思えば、いくらでもそうできるようになりますが、そういう生き方は、脳にとって決して楽ではありません。

エーリッヒ・フロムの『自由からの逃走』という本の中に、「自由は担うには重すぎる」という意味の言葉が出てきますが、これはまさに至言です。人間の脳は、選択肢が無限にあるような状態に耐えられず、思考停止に向かっていくものだと思います。

すべての時間と労力を自分のために使っていいと考えると、かえって何をどこまでやればいいのかが分からなくなり、次第に何もしたくなくなっていくはずです。

これはバランスの問題で、「誰のために」を考えているつもりでも、「自分のために」がそれを上回りすぎてしまうと、同じようなことが起こりやすくなるでしょう。

自分を上手く律して、活動性の高い生活を維持するためには、考え方を逆にした方がいいのです。

基本的には、「誰のために」を思い浮かべながら、「何をするのか」を考え、行動目標を決めていく。そうして立てたスケジュールの空いている時間に、「自分のために」やりたいことの予定を入れる。そうした方が、「自分は何がしたいのか」もはっきりするはずです。

人間はどこかで、誰かに動かされていた方が楽なものだと思います。

誰かに動かされるというのは、「命令されたから仕方なく動く」ということばかりではありません。自分が仕事や私生活上で関わっている人たちのために「率先して行動する」ということも、誰かに動かされていることだと思います。そういう場面を増やすと、脳の負担が減るだけでなく、人からの感謝や評価も得やすくなるのです。

しかし、そうやって毎日「誰のために」ばかり優先させて行動していると、単なるお人好しになってしまいますから、一方では、「将来どうなりたいのか」「どういう方向に向かっていきたいのか」という大きな目標を持ち、時には、自分がちゃんとそこへ向かっているか、今どのあたりにいるか、ということも確認する。そして、「誰のために」

を考えて行っていることも、ひいては、大きな目標に向かっていくための手段になっているように、毎日の生活をコントロールするということが大切だと思います。

ここでは、次のようなポイントを覚えておいて下さい。

> まず「誰のために」を考え、日々の行動目標を具体的にしよう。
> 意欲を高めるエネルギー源として、人からの感謝や評価を集めよう。

第2章

思考の整理術——計画・実行力を高める

1 「見えない敵」が脳を混乱させる

◇感情に思考を加えてバランスを取る

やらなければいけない仕事がたくさんあるとき、解決しなければいけない問題がありすぎるとき、私たちは不安になり、逃げ出したくなるものです。それでも逃げ出せないとなると、冷静に思考できなくなり、パニックになってしまうこともあります。

このときに大切なのは、まず「現状を正確に把握すること」に脳の力を向けることです。

自分が今どんな状況に置かれていて、どんな問題に対処しなければいけないのか？

解決の優先順位はどうなのか？

じつは解決しなくてもいい問題はどれなのか？

人の力を借りられる仕事はどれか？

そういうことを「レーダーとしての脳」を働かせて確認していく。それだけでも不安はかなり解消されます。

これは脳の性質から言えることです。

解決しなければいけない問題があるとき、それにまつわる情報は、脳に感情的な反応も引き起こさせます。その反応は、言語化しようがありませんが、あえて言葉にするなら、「何となく不安だ」「気になる」「何とかしなければいけない」といったところでしょう。

そこに思考系の働きを対応させて、「この問題にはこう対処すればいい」「これは後回しでいい」「この問題に対しては、今は何もしなくていい」ということを考えていけば、感情的な反応とのバランスが取れてくるわけですが、それをしないと、不安や焦りだけがいつまでも残ってしまいます。それがいくつも重なってくると、感情の制御が難しくなる。

そうならないようにするために、まず大切なのが、「現状を正確に把握し、感情系だけに刺激を与えている問題に思考系の分析を加えていく」ということなのです。

◇「何となく見えているとき」がいちばん怖い

私は歴史小説が好きなので、よくこういう例で考えるのですが、たとえば戦国時代、暗闇の中で、敵の軍隊と対峙しているときのことを想像してみて下さい。

敵の姿が何となくしか見えていないときが、いちばん不安になると思います。

自分がどういう状況に置かれていて、何にどう対処すればいいのか分からない。こういう状態で、人間がパニックに陥りやすいということは、実験によっても証明されています。

不安がネガティブな思考を喚起し、その思考によって不安がさらに増幅される。その増幅された不安がさらにネガティブな思考を喚起し……という悪循環が起こってしまう。脳の中にある根拠のない情報が、不安によって過大評価されていくのです。そうして、鳥が飛び立っただけでも、不安に耐えられなくなって逃げ出してしまう。

ところが、このとき、何らかの手段で敵の実態をはっきり確認できたらどうでしょうか？

たくさんいるように見えていたのは、じつは気のせいで、敵の大半は戦う必要すらない相手かも知れません。

実際にたくさんいても、後方の敵はまだはるか遠くにいて、到着するまでに時間がかかるかも知れない。その間に目の前の敵だけやっつけてしまえばいいわけです。

あるいは、実際にたくさんいて、すでに全体が目の前に迫っていても、主力部隊さえ倒せば残りは自然消滅してしまうような、戦力に偏りのある敵かも知れません。

そういうことが分かれば、不安は解消され、俄然勇気が湧いてくるでしょう。敵にどうやって勝つかという具体的な戦略を練っていけば、もっとポジティブになれるはずです。

もしかすると、敵は予想に違わぬ、到底勝ち目のない強敵かも知れませんが、そうと分かれば、何が何でも逃げることに全力を尽くせばいい。そうやって行動に意識を向けられたときの方が、どうすればいいか分からないときより気が楽なはずです。

◇冷静に思考する力を奪う悪習

私たちは、日常的に、これと同じようなことを経験していないでしょうか？

つまり、解決しなければいけない問題、やらなければいけない仕事がたくさんあるときに、ただ漠然とそう思っているだけで、分析をしていないために、過剰にネガティブになっている。

その感情的な「問題の過大評価」こそが、冷静に思考する力を奪うのです。

少しだけ意志の力を働かせ、問題を一つずつ確認し、重要度や緊急性を判断していけば、少なくとも根拠のない問題の過大評価は止められます。その上でさらに、一つ一つの問題にどう対処すればいいかまで考えられれば、前向きな自分を取り戻せていくでしょう。

それをしないから混乱している人が多いということを、私は外来で患者さんたちと接していてもよく感じます。問題を「見えない敵」にしてしまっているのです。

たくさんの問題に対処するときには、徹底的に「見える化」して処理しましょう。

「見える化」するというのは、「思考の整理を脳の中だけで行おうとしない」ということです。

問題を脳から出力して、目で見える形にし、紙の上などで物理的に処理する。

本章の2・3では、その具体的な手順を、4・5では、一つ一つの問題に対処するときに有効な考え方を、それぞれ脳の性質を示しながら解説していきます。

思考を整理するときの原則として、まず次のことを覚えておいて下さい。

感情的な過大評価が、冷静な思考を難しくする。
たくさんの問題を脳の中だけで処理できると思ってはいけない。

2 「気になっていることリスト」をつくろう

◇感情から切り離された情報を一枚の紙に

問題を「見える化」するもっとも初歩的な技術は、紙に書き出すことです。紙と筆記用具を用意して、自分は何が気になっているのか、どんな問題に直面しているのか、何をしなければいけないと思っているのかを一項目ずつ思い浮かべ、書いていく。

仮にこのメモを「気になっていることリスト」と名づけることにしましょう。気になっていることが、「A社との取引の件」といった仕事そのものである場合もあれば、仕事や私生活上で判断を迫られている個々の問題である場合もあると思います（ここでは、問題という言葉で統一します）が、この段階では、それを区別することはあまり重要ではありません。とりあえず思いつくままに書き出してみて下さい。

言語化するというのは、それ自体が思考系の働きですから、まずその作業をしている段階で、感情的に反応しているだけだった問題がそうではなくなり、冷静になりやすくなると思います。

たとえば、「同僚に批判的なことを言われた。メールで反論しておきたい」などという問題は、言語化した時点で、自分でも馬鹿馬鹿しくなってしまうと思います。ところが、脳の中だけで考えているときには、そういう問題が大きく感じられるのです。

言語化し、書き出すことによって、感情から切り離された情報を紙の上に出現させましょう。

私は、その作業をできるだけ一枚の紙の中でするのがいいと考えています。自分が置かれている状況の全体像が一目で捉えやすくなるからです。

◇思考の整理は引き算で考える

問題を思いつくままに書き出したら、次はそれを減らしていくことを考えましょう。

先ほどの戦国時代の例で言えば、戦うべき相手と戦わなくていい相手を区別するのです。

そのときに、次のような手順で考えると、判断がしやすくなると思います。

一、重要度・緊急性が低い問題を消す

問題には、必ず「遠近」「大小」の差があるはずです。つまり、今すぐにでも解決しなければいけない問題と、後回しにしてもいい問題、解決しなければ大事《おおごと》になってしまう問題と、放っておいてもかまわないような問題。その差を見極めることが、やらなければいけないことがありすぎるときの分析として、まず大切なことです。

紙に書き出した問題の中に、他に比べて明らかに重要度が低いものがないでしょうか？

自分一人が少し気になっているだけで、解決してもしなくても、誰にも影響を与えないような問題、日が経てば忘れてしまうような問題などがこれに当たります。

同様に、明らかに緊急性が低い問題がないでしょうか？

解決の仕方が自分でよく分かっていて、締め切りが迫っているわけでもなく、解決しようと思えばいつでもできる問題がこれに当たります。また、自分が勤めている会社の将来性のような、重要ではあるものの、後で考えればいい問題もあるかも知れません。

そういう問題があることに気づいたら、どんどん消していきましょう。

このときに、脳の中で抽象的に消すのではなく、紙の上で物理的に消すことがポイントです。

鉛筆で書いたなら消しゴムで消す、ペンで書いたなら修正液で消す。そうやって、紙に余白をつくり、残っている問題だけを目で見て対象化しやすいようにする。

その作業を通じて、不安や焦りはさらに小さくなります。

二、「後で解決したいことリスト」を作成する

すぐに解決する必要はない、しかし消すわけにもいかない問題（これが量的にいちばん多いかも知れません）は、「後で解決したいことリスト」を作成し、そこに移しておきましょう。

このとき、どうやって解決すればいいかが分かっている問題は、対策も一緒に書いておくといいと思います（その対策は、人に相談するということかも知れません）。

そうして、「気になっていることリスト」からは消す。

「後で解決したいことリスト」に移すというのは、その問題が「何となく気になっている」という感情に対して、「今は考えなくていい」という明確な思考を加えることです。

実際にやってみると分かると思いますが、たったそれだけのことで、気持ちは随分楽になるものです。

三、今すぐ解決できる問題は、解決して消す

「気になっていることリスト」の中に、今一本電話をかければ済んでしまうような問題はないでしょうか？

何らかの連絡、依頼、メールの返信などがこれに当たります。

そういう問題は、今すぐに実行して解決するか、翌朝まで待たなければいけないようなものなら、別のメモ用紙などに書き写して、目立つところに置いておきましょう。

そうして、「気になっていることリスト」からは消す。それでまたいくつかの懸念が消えます。

人に何かを伝えなければいけないのに伝えていない、自分の手元にあるべきではない情報を保持したままでいる。そういう五分で解決できることを解決していないために、何となく不安になり、冷静に思考する力を奪われている場合があるものです。

四、特に重要な問題を選び、赤色のペンで囲む

「気になっていることリスト」から消せる問題を消したら、次に、今もっとも脳の力を傾注させるべき問題をはっきりさせましょう。

その一つを赤色のペンで囲むなどして、他から明確に区別し、仮に「その問題がなかったら」と考えてみると、残っている問題の大変さが違って見えてくるはずです。

脳の中で、不安や焦りは一つの塊のようなものとして存在しています。

それは一つか二つの大きな問題に起因している場合が多いものですが、脳の中だけで考えていると、感情の塊に影響されて、その他の小さな問題まで過大評価してしまうこ

とがあるのです。
最重要な問題を視覚的に区別することにより、それを切り離しましょう。

これはやや余談的な話になりますが、私は朝、職場である病院に来て、一日の仕事内容を確認するとき、やらなければいけないことがあまりにもたくさんあると、まず「慣れている仕事はどれか」ということを考えます。外来で顔見知りになっている患者さんの診察、重要な議題がない定例の会議、ルーティンワークで済む仕事をまず探すのです。先にそうしてから、残っている仕事を区別していく。初対面の患者さんの診察や特別な議題がある会議、臨機応変な対応が求められる仕事などをチェックしていきます。

この場合には、それらの仕事が特に重要とは限りませんが、初めてのことに対応しなければならない分、感情の負担が大きいのです。そういう仕事を視覚的に区別することにより、他の慣れている仕事がより楽に感じられるということもあると思います。

◇「人に任せられる」というのは重要な能力

ここまでの四段階で、「敵」の実態がかなりはっきりと見えてきたはずです。次は、「援軍」を連れてくることを考えましょう。

五、人に任せられる問題を選び、青色のペンでしるしをつける

自分が直面している問題だからといって、全部自分一人で解決しなければいけないというものではありません。ある問題を人に任せることによって、自分がより重要な問題の解決に力を注げるようになり、より多くの人の利益になるなら、躊躇《ちゅうちょ》なくそうすべきです。

何でも簡単に人任せにしていると、脳が成長しなくなってしまいますが、やらなければいけない仕事や解決しなければいけない問題がありすぎるときに、その一部を上手く人に任せるということは、むしろ社会性の一部としてできなければいけません。

また、そのための人間関係を普段からつくっておくこと、逆の立場で人から問題解決を依頼されたときには、できるだけ快く応じるということも大切だと思います。

「気になっていることリスト」の中に、人に任せた方がいい問題はないでしょうか？

その問題解決に自分以上に相応しい人が身近にいないでしょうか？

そういう問題があり、適任の人がいて、引き受けてもらえそうだったら、とりあえずその問題は青色のペンでしるしをつけるなどして、他から区別しておきましょう。

一部だけでも協力してもらえそうな問題、知恵を貸してもらえそうな問題も含めてそれを考え、協力者の名前を書いておくのもいいかも知れません。安心感が違ってきます。

後で実際に依頼してみたら、十分な協力が得られなかったり、思うように解決してもらえなかったりすることもありますが、それでもかまわないのです。その人に任せられると思っている間、自分が別の問題に集中しやすくなることに意味があります。

また、人の力を借りるということで言えば、誰かに相談することも、もちろん大切です。

相談して助言をもらったり、場合によっては、問題解決の一部を引き受けてもらったりする。そのためにも、現状を把握するところまでは、自分でできていなければいけません。

「見えない敵」を前にして、感情的に問題を過大評価したまま相談すると、その人まで混乱に巻き込んでしまうことがあります。今どういう状況に置かれていて、どんな問題に対処しなければいけないのか、どれが重要でどれが重要でないのか。そういう整理が、本人の中である程度できていないと、周りの人も手助けしようがありません。

困難な状況を人に打ち明けることによって、脳の中にある情報を言語化し、思考の整理をしていくのも有効な方法だと思いますが、そのときにも、少なくとも本項で解説したような方向性を意識して、問題を限定していこうとすることが大切です。

> 思考の整理は引き算で考える。
> 「気になっていることリスト」を作成し、重要でない問題から消していこう。

3 時間的整理——仕事と「私」を多次元的に捉えよう

◇時間の流れを見失うとパニックになる

前項では、自分が直面している問題を「見える化」するために、気になっていることを一枚の紙に書き出すという方法を提案しましたが、実際の仕事や問題は、平面の中に存在しているわけではありません。時間の流れという、奥行きがある世界に存在しているものです。それに対処する「私」もまた、時間の流れの中に存在している。

その単純な事実を忘れないようにすることが、冷静な思考力を保つためにとても重要です。

たとえば、私は現在、財団の理事長であり、病院の経営者であり、年間数百人の患者さんを診察・治療している医師でもあります。だから、一人で四方八方に敵を受けて戦っている（仕事をしている）ような状態なのかというと、決してそうではありません。

明日には「明日の私」がいるのです。来月には「来月の私」がいる。一年間で考えれば、三六五日分の「私」がいます。つまり、常に「その日の私」が「その日の仕事」に対処している、あるいは、「その時の私」が「その時の問題」に向き合っているにすぎない。時間の枠組みの中で、その「一対一の状況」が繰り返されているだけなのです。

人がパニックに陥りやすいのは、そういう多次元的な見方を忘れ、一次元的な捉え方をしたときだと思います。つまり、すべての仕事や問題に「今の私」が対処しなければいけないと考える。四方八方を敵に囲まれ、進退窮まったかのように思い込んでしまうのです。

複数のことに同時に集中しようとするのは、もっとも効率の悪い脳の使い方ですから、不安や焦りが募るばかりで、仕事はなかなか進まない。問題解決に集中できない。しかも、こういうときには「解決するまで寝てはいけない」と考えがちなものです。そうすると、翌日には睡眠不足に陥っている。その疲弊した「今の私」がすべての仕事や問題に対処しなければいけないかのように考えるので、余計に絶望的な状況に思えてしまう。そういうことを繰り返しながら、脳も体も疲れ果てさせてしまっている人がよくいます。

本当は、そうではなく、一カ月の仕事は、「三〇日分の私」で対処すればいいのです。

一年の仕事は「三六五日分の私」が力を合わせて解決すればいい。

大切なのは、「その日・その時の私」に仕事を上手く割り振っていくことです。

また、「明日の私」を戦力ダウンさせないために、できるだけ睡眠時間を確保することも大切だと考えて下さい。

解決できない問題のためにいつまでも起きているのはやめた方がいいでしょう。

それは、「三六五日分の私」の総合的な戦力を下げることです。また、睡眠不足に陥ると、「何が大事か」がよく分からなくなり、より混乱しやすくもなります。

◇「その日の私」「その時の私」に仕事を割り振る

カレンダーや手帳のスケジュール表を見て下さい。

そこにある枠の数だけ「その日の私」「その時の私」が存在しています。

その一人一人に仕事をどう割り振っていくのが効率的でしょうか？

まったく仮の例ですが、「月曜日の私」は複数の会議に出席しなければいけないため、多くの仕事を振ることは難しいかも知れません。「火曜日の私」は時間的にも体力的にも余裕があるので、多めに仕事を振る、と考えてみてはどうでしょうか。「金曜日の私」には、「月曜から木曜までの私」がやり残した仕事を任せるのも手かも知れません。

そうやって、「その日の私」「その時の私」に仕事を割り振っていくのが、つまり段取りです。

段取りを決める前には、仕事や問題の重要度・緊急性を判断することが大切ですが、必ず重要なものから解決しなければいけないということはないと考えて下さい。

簡単な仕事から片付けていった方が調子が上がりやすいという人もいれば、大きな問題を先に解決した方が安心できるという人もいるでしょう。そういう判断は人それぞれでかまわないと思います。自分が実行しやすいように考えることが大事です。

◇段取りにとらわれすぎてもいけない

このときに一つ注意していただきたいのは、一度決めた段取りにとらわれすぎるのも良くないということです。

「明日の私」は「今日の私」とまったく同じ人ではありません。

哲学的に考察するまでもなく、生物である人間の脳は、その日の体調や気分、記憶の定着度などによって状態が変わります。また、今日覚えた情報が、脳の中で自動的に整理され、明日には問題がよりすっきり見えるようになっていることもある。結果的に、「今日の私」には解決できない問題が、「明日の私」には簡単に解決できるということも起こるのです。

今日どうしても終わらない仕事、解決できない問題にぶつかったときには、柔軟に段取りを変更して、「明日の私」に託してみる、ということも、時には必要だと思います。だからといって、「今日の私」はサボっていていいというわけではありません。「今日の私」は「今日の私」で、今日できることをやっておく必要があります。明日以降の「私」を楽にするために別の仕事を進めておく。あるいは、問題解決の材料となる情報を脳に入れ直したり、叩き台となるものだけでもつくっておいたりする。そうやって、「その日の私」「その時の私」が、それぞれの役割を果たしながら、結果的にたくさんの仕事や問題を処理していることが大切だと思います。

それに比べれば、段取り通りに進めるというのは、必ずしも本質的なことではありません。

◇「結果的に実行したこと」も記録する

私は、仕事や問題解決の大まかな段取りを手帳のスケジュール表に書くようにしています。

それを前日の夜に見て、「明日何をするのか」を確認し、より細かな一日のスケジュールを考え、第1章で書いたように、メモなどに書いて出力する。あるいは、準備や予習をしておく。手帳のスケジュール表を一つにはそういう目的で使用しています。

しかし、段取り通りに仕事が進められる日ばかりではありません。職場柄そうなりやすいということもありますが、急な来客があって段取りを変更せざるを得なくなったり、解決できない問題にぶつかって、別の仕事に切り換えたりすることもよくあるのです。

そういうとき、私は、「結果的に実行したこと」と「実行しなかったこと」を同じ手帳に記録として残すようにしています。

段取りを考えることが未来に向けた「問題の時間的整理」だとするなら、記録を残しておくことは、過去における「問題の時間的整理」だと言っていいでしょう。

それを同じスケジュール表に書き込むことによって、昨日までの私が何をしてきて、明日からの私が何をしなければいけないのかが一目で分かるようになります。

それを確認している「今の私」は、三六五日分いる「その日の私」がきちんとそれぞれの役割を果たしているかをチェックする管理者にすぎません。

その「今の私」が、すべての問題に対処しようとして、頭を悩ませる必要などないのです。

そういう思考法を身につけられると、やらなければいけないことがたくさんあるときでも、必要以上に不安になったり焦ったりすることがなくなると思います。

明日には「明日の私」がいる。
「その日・その時の私」に仕事を割り振る管理者の視点を持とう。

4 空間的整理——仕事の効率に差をつける物の整理

◇「気になる」という感情を処理する

たくさんの仕事や問題を処理するときにもう一つ大切なのは、物の整理を行うことです。

身近にいる仕事が速い人のことを思い浮かべてみて下さい。

そういう人の多くは、前の仕事から次の仕事に移るときに、机の上に出してあるものをパッと入れ替えるものではないでしょうか？

逆に、仕事が遅い人の多くは、いつも机の上がごちゃごちゃになっていたり、一見きれいでも、機能的に整理されていなかったりする。前の仕事で使った道具や今考える必要がない仕事の資料などが、いつまでも机の上に置かれているものではないかと思います。

両者の仕事の効率に歴然とした差が出てしまうのは、脳の性質から考えると、当然の結果です。

脳は基本的に、複数のことに同時に集中することができません。

これはまず視覚で考えると分かりやすいでしょう。私たちは、風景の中の一点を集中して見つめようとしているとき、他の一点にも同じレベルで集中することはできない。無理にそういうことをしようとすると、結局どちらにも集中できなくなってしまいます。

これは視覚だけでなく、脳の全般的な性質として言えることとです。

思考でも、一つの問題を集中して考えようとしているとき、同時に他の問題にも集中することはできません（できるのは、順番に集中するか、交互に集中することだけです）。無理にそういうことをしようとすると、結局どちらにも集中できなくなって、ぼんやりしてしまう。

そうならないようにするには、集中する対象の切り換えを上手く行っていく必要があります。

ところが、これは理屈で考えているほど、実際には簡単ではない。

集中する対象の切り換えを感情が阻害するからです。つまり、ある問題に集中しようとしながら、別の問題が気になって、そちらにも注意を向けてしまう。かといって、そちらに深く集中できるわけでもなく、元の問題も気になっている……。

それを繰り返していると、一つの問題に集中している時間が短くなり、「あれもこれもやらなければ」と焦っている割には、仕事は進んでいない、という結果になってしまいます。

一つ一つの問題に深く集中するためには、この「他のことが気になる」という感情を上手く処理することが大切なのです。

◇「昔の恋人」と「気になる仕事」

感情を処理するために有効な方法の一つは、段取りを決めることです。「やることはたくさんあるけれど、これは『今日の私』の仕事ではない。『明日の私』に任せてある」と考えられれば、一つ一つの仕事により集中しやすくなります。そのことは前項で書きました。

もう一つ有効なのは、その「他のこと」に関係している「物」を目の前から消すことです。

今は考えなくていい仕事の資料などは、できるだけ目につかない場所に保管する。

要らなくなったものはできるだけ早く処分する。

それがなぜ有効かは、次のように考えると分かりやすいでしょう。

「別れた恋人を忘れるために、思い出の品を捨てる」という人がよくいます。

これは、物を処分したいのではなく、感情を処理するための決断であり、行動であるはずです。

「見ると思い出してしまうから」ということもあると思いますが、それ以上に「あの人のことは考えない」と決断し、その思考を行動によって補強することに意味があると思います。

仕事上の物を整理するべきなのも、一つにはそれと同じ理屈です。今は考える必要のない仕事に関する資料などを目の前から消すことにより、目について思い出してしまうきっかけをなくすだけでなく、「気になる」という感情に対して、「今は考えなくていい」という明確な思考を対応させ、行動によって補強することになります。

その上で、今集中したい仕事に関する資料などをパッと目の前に揃えられれば、その仕事により深く集中しやすくなるでしょう。これも問題の「見える化」です。

もっと単純に考えても、ある仕事を始めようとしているとき、その資料があちこちに散乱し、別の仕事の資料とごっちゃになっていたら、当然、集中は途切れやすくなります。

まず、その二重の意味で、仕事の効率を上げるには物の整理が大切と考えて下さい。

◇物を整理しているとき、脳の中の情報も整理される

また、物の整理をするというのは、それ自体が、脳の中の情報を整理することでもあります。

たとえば、資料aと資料bを同じファイルにしまうとき、その内容に共通項や連続性などがあるという判断を脳はしているはずです。ファイルAとファイルCを同じ棚にしまうときにも、そこに大きな情報のまとまりを見いだしているでしょう。

そういう物の整理を毎日まめに行っていると、初歩的な思考の整理はいつの間にかできているものなのです。

しかも、次の仕事に移るときに、必要な資料をパッと揃えやすくもなる。

普段からよく物の整理をしている人としていない人とで、仕事の効率に歴然とした差が出てしまうのは、そういう三重の理由から説明することができます。部屋や机の上が機能的に整理されている方が、気分的にすっきりする、物を探す時間のロスが少なくなる、ということも含めれば、五重の意味で、と言ってもいいかも知れません。

◇先に入れ物を用意すると整理しやすい

物の整理が苦手な人は、置く場所や入れ物を先に用意する習慣を持つといいと思います。

パソコンのデスクトップを整理するときには、「先にフォルダを用意して、そこに発生した書類などを入れていく」というのが基本だと思いますが、これは当然、物理的に存在している書類などを整理するときでも同じです。置くためのスペース、入れるための箱やファイルなどを先に用意しておいて、発生した書類などを次々にそこへ分類しながら入れていく。必要があれば、時々整理し直したり、複数のファイルをより大きな一つのファイルにまとめたりする。そういう整理法が分かりやすいと思います。
ここでは、次のようなポイントを覚えておいて下さい。

物を整理することが「思考のフォーカス」を容易にする。
整理が苦手な人は、入れ物を用意することから始めよう。

5 仕事を溜め込まないようにするコツ

◇手つかずの仕事を溜め込んでしまうとき

最後に、本章の2で作成した「後で解決したいことリスト」にいつまでも残ってしまう問題をなくすために有効な考え方を書いておきましょう。

仕事は細切れの時間でコツコツ対応していくのが、もっとも効率の良い進め方だと私は考えています。

これは一つには、個人的な経験から言えることです。

私は三〇代のある時期まで、仕事を溜め込んでしまうことがあるタイプでした。なぜそうなっていたのかと言うと、「まとまった時間」ができるのを待っていたからです。

脳神経外科医としての本業に忙殺されていると、どうしても事務的な作業や学会関係の仕事などが疎かになってくる。でも、やらなければいけない。その中で大きな仕事が発生すると、「これは今はできない。まとまった時間ができたときにやろう」と考えていました。

ところが、いざ「まとまった時間」ができそうになってみると、別の優先させたい用事が発生したり、体が疲れすぎていたりして、結局、その仕事は先送りせざるを得なくなる。また別の大きな仕事が発生してしまう。「まとまった時間ができたときにやろう」と考える……。そうやって、手つかずの仕事を溜め込んでいってしまうことがあったのです。

そういう経験を繰り返しながら、私は初歩的なことに気づいていきました。

「まとまった時間ができることなどない」

ということです。少なくとも、働き盛りでいるうちはそうだと考えるようになりました。

もっと正確に言えば、そういう時間ができるのを待っていると、実際に「まとまった時間」ができたときに、それが件《くだん》の仕事をするための時間ではなくなっている、ということです。

◇脳は変化に反応する

原則論として、脳は変化に対して反応するものです。

壁に貼られたポスターのように変わらない風景をいつまでも眺めていて飽きないという人はいないでしょう。だんだん脳が反応しなくなってくるはずです。

ところが、その風景の中に変化が起こると、「おや？」という興味が生まれる。脳が反応するのです。それが見るたびに変わっていると、脳は変化に反応し続け、興味が維持される。

それと同じように、たとえばある業界に、何年も変わらずに存在している構造上の問題があるとします。その状況がまったく変わっていかないとき、業界に関わっている人たちは、問題に興味を持てなくなっていくはずです。煩わしいとは思いながらも、その問題を「変わらない風景」のように見なすようになっていく。

ところが、その業界に外部から優秀な人が入ってきて、「これは問題だ」と気づき、少しだけ状況を変えてみせたりする。そうすると、その変化に反応して、みんなの脳が問題に注目するようになる。そこからいろいろな解決策が生まれてくる。状況の変化が脳を反応させ、さらなる変化を生むのです。そうやって、大きな問題解決がなされることがあると思います。

自分で仕事を進めるときにも、この性質を利用した方がいいのです。

つまり、時間をかけてでも解決しなければいけない問題があるときには、少しでも変化させ続ける。

まとまった時間ができるのを待つのではなく、細切れの時間を見つけて、問題のごく一部でもいいから解決する。解決させられなくても、次につながるヒントだけでも残しておく。

それが問題解決を早め、仕事を溜め込まないようにするコツです。

現在の私は、そういう「すぐには解決できない問題」に対して興味を持ち続けるための工夫を「他人の脳」を借りてやっている場合があります。

たとえば、病院の経営に関することの中には、私が考え、決断しなければいけない大きな問題がたくさんあるのですが、自分がそれに取りかかれないとき、病院のスタッフの誰かに、

「今、こういう問題について考えているのですが、何月何日までに、解決策の案を考えておいて下さい」

と依頼する。

私以外の人たちも忙しいですから、十分な解決策を考えておいてはくれなかったりするのですが、その案を受け取ることで、私にとっての状況変化が生まれる。その変化に反応して、脳が動く。少なくとも、問題に対する興味を維持し続けることに役立つのです。

逆に、そういう工夫をまったくしていないと、脳はその問題に対する興味を失い、いざ時間ができても、それを解決しようとは思えなくなっていきます。誰にとっても、新しく発生した問題の方が、手つかずのまま残っている古い問題より興味深いものです。

◇問題解決のヒントは自分でつくる

細切れの時間でコツコツ対応していくのがもっとも効率的な仕事の進め方だと考えるもう一つの理由は、大きな問題を解くためのヒントを脳に与え続けることになるからです。

クロスワードパズルやジグソーパズルがそうであるように、問題解決というのは、簡単な問題を一つクリアすると、その解がヒントになって、次の簡単な問題が見えてくるものです。それを繰り返しているうちに、最初は難しく思えていた問題が、案外簡単に解けてしまったりする。

「案ずるより産むが易し」という諺が正しいのも、一つにはそういう理屈においてです。「まとまった時間」ができるのを待っていると、難しい問題がいつまでも難しい問題のまま残ってしまい、多少の時間ができたくらいでは足りないように思えてしまう。だから、時間ができてもやらない↓脳が反応しなくなる↓ますます解決する気が起こらなくなる↓難しい問題のまま残り、多少の時間ができたくらいでは……という悪循環が重なって、手つかずの仕事は溜まっていってしまうものだと思います。

ここでは、次のようなポイントを覚えておいて下さい。

まとまった時間ができることなどない。
大きな問題は、細切れの時間にコツコツ解決しよう。

第3章

記憶を強化する技術

1 情報を覚えるためには努力が要る

◇「他人の脳」の中にある知識

問題解決が前に進められなくなっているときには、「必要な情報がちゃんと脳に入力されているか」を疑ってみる必要があります。

問題解決の材料となる情報が頭に十分入っていない。あるいは、そもそも何を解決すればいいのか、人から何を求められているのか、正確に把握していない。そのために、非常に無理なことをしようとしている場合がよくあるのです。

本や資料の中にある情報、人の話の中にある情報は、あくまでも「他人の脳」の中にある知識です。

それを見ただけ、聞いただけで、自分の知識にできると思ってはいけません。

意識的に情報を覚えようとする努力が必要です。

他人の脳の中にある知識を自分の知識にするための分かりやすい方法は、出力することです（重要なポイントにマーカーを引いたり、付箋《ふせん》を立てたり、そこを繰り返し読んだりすることも、もちろん記憶を強化する有効な手段ですが、それをした上で、さらに出力することが確実性を高めると考えて下さい）。

本や資料で読んだ内容を自分なりの言葉でまとめたり、聞いたことや体験したことをメモや報告書などに書いたりする。あるいは、人に聞かせるつもりで話してみる。

自分がその知識を持っていなくても、見たり聞いたりすることはできますが、自分なりの言葉で書いたり話したりすることは、情報が脳に入っていなければ絶対にできません。

つまり、出力してはじめて、情報を自分の脳に入力できているかどうかが分かるのです。

しかし、それを正しく覚えているかは別問題ですから、出力した情報と元の情報が本質的な部分で一致しているか確認してみる必要があります。

話をしてくれた本人が目の前にいるなら、「こういうことですよね」と確認してみて

【情報を自分の知識にするプロセス】

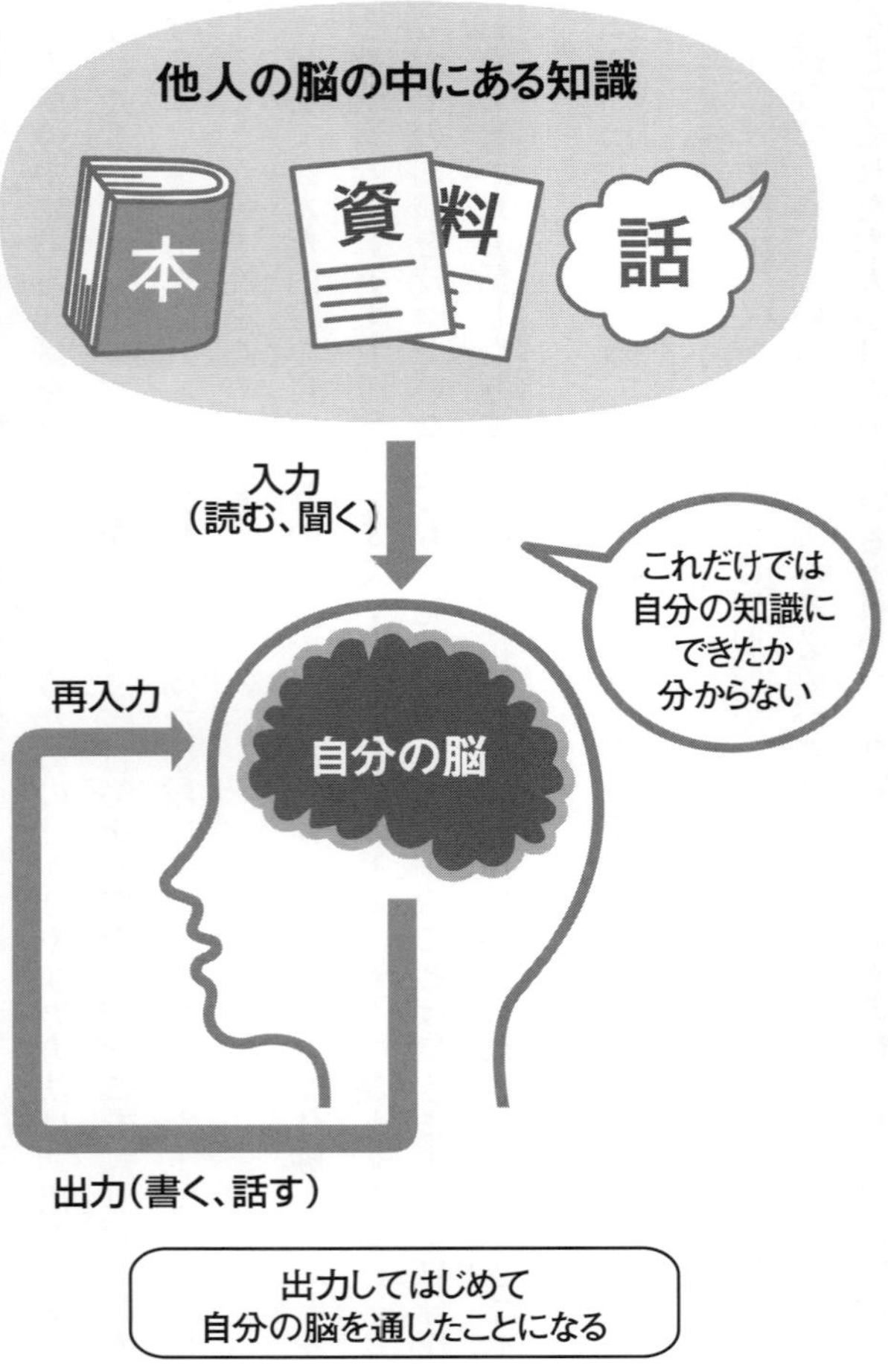

もいいですし、書かれた本や資料があるなら、自分が出力したものと比較検討してみてもいい。

行動を指示する情報であれば、それに従って実践してみて、説明通りの結果になるかを確かめてもいいですし、勉強であれば、問題を解いてみて、正解できるか、どんな問題に応用できるかを確認するのもいいでしょう。

逆に言えば、そういうプロセスをまったく経ていない情報を自分が正確に覚えているとは思わない方がいいのです。

その意味で、

・記憶は入力ではなく、出力をベースとして考えた方がいい。

と私は考えています。

いくらたくさんの本を読んだり、インターネットでたくさんの情報に触れていたりしても、それを自分の脳から自由に引き出すことができなければ何もなりません。たくさんの情報の前を素通りしたのと同じことになってしまいます。

覚えたい情報は、最低一度は自分の脳から出力する。余計な手間がかかると思われるかも知れませんが、そうした方が、じつは時間のロスは少ないはずです。

◇入力はただの入力。出力は「出力＋再入力」

出力の機会を増やそうとしていれば、意識的に情報を取る機会も自動的に増えます。つまり、「この話を後で○○さんに伝えよう」「この知識を利用して問題を解決しよう」と考えながら、見たり聞いたりする場面が増える。そういう場面を増やすだけでも、ただ何となく見たり聞いたりしているときよりも、記憶の定着率は圧倒的に高くなります。

本番の出力をする前に、メモを書いたり、独り言を言ったりして、自分の脳の中にある情報を仮に出力してみる段階があるはずですから、そこでまた記憶が強化される。

そして、実際に人に伝えたり、説明の通りに実践してみたりすれば、今度はフィードバックが返ってきます。

自分が出力した情報を読んだ人、聞いた人からの反応が返ってきたり、実践した結果が現実の問題解決に結びついたりする。それによって、記憶がさらに強化されると同時に、その知識の有効性も確かめることができるのです。

また、情報を自分の脳から出力しているときには、同時に「再入力」もしています。書くという形で出力すれば、その情報が目から再入力されますし、音読したり人に話したりするという形で出力すれば、耳から再入力される。

入力はただの入力ですが、出力は常に「出力＋再入力」です。出力をベースとして記憶を捉え、その機会を増やそうとしていれば、結果的に再入力の機会も増やすことになります。

メモなどに書いて出力した情報を声に出して読んでみるのもいいでしょう。入力↓書くことによる出力↓目からの再入力↓読むことによる出力↓耳からの再入力……という風に、二重三重に記憶が強化されます。

◇脳は「忘れるようにできている」

私の外来には、まだ若いのに「物忘れがひどくなった」という症状を訴えて来院される患者さんがたくさんいるのですが、その中で本当に記憶力が低下している人は多くありません。問題は別のところにあるのです。その彼らによくお伝えしていることがあります。

「脳はもともと『忘れるようにできている』と考えて下さい。少なくとも、見ただけの情報、聞いただけの情報を必ず後で思い出せるようにはできていないんです。だからこそ、学生時代には、ノートを取ったり、単語帳をつくったり、練習問題をたくさん解いてみたりして、試験に備えていたわけですよね。今、物忘れがひどくなって忘れてしまうというその情報に対して、覚えるための努力を何かしましたか？　毎日たくさんの情報の前を通りすぎているだけ、という生活になってしまっていないでしょうか？」

必要な情報を覚えるための努力を当たり前にする、ということは、扱う情報量が多くなる社会人になってからこそ大切になる習慣です。忙しく生活している中で、いつの間にかそれをしなくなり、仕事に支障をきたすようになっている人は少なくないと思います。

まずは、「覚えるためには出力することが大切」という大原則を理解して下さい。

その上で、さらに効率良く記憶を強化する方法を本章では解説していきます。

脳は「忘れるようにできている」。
大事な情報は「出力+再入力」して、意識的に覚える努力をしよう。

2 「脳の中の小さな机」を意識しよう

◇「一時記憶の机」と「長期記憶の書庫」

左ページの図を見て下さい。効率の良い記憶の仕方を私なりのイメージで図化したものです。

まず、脳の中に小さな机がある、と考えると、話が分かりやすくなると思います。

この机を仮に「一時記憶の机」と名づけることにしましょう。

その向こうには、膨大な容量を持つ「長期記憶の書庫」が広がっているのですが、目や耳から脳に入力された情報は、一度この机に載せてからでないと、書庫に移すことができません。

また、脳に蓄えられている情報を出力するときにも、「一時記憶の机」に載せてからでないとできない。

【効率の良い記憶法のイメージ】

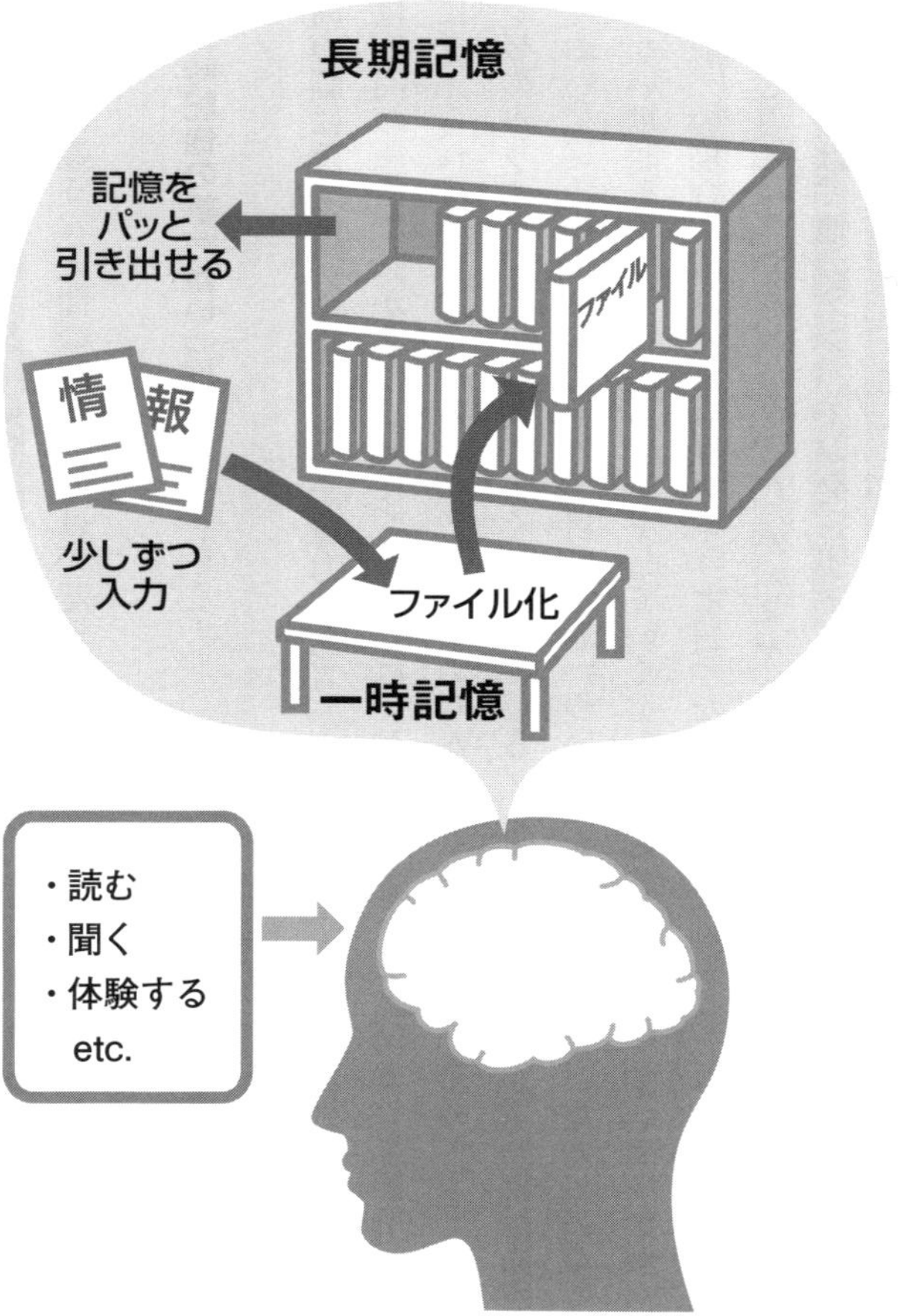

この「一時記憶の机」と「長期記憶の書庫」の関係が、コンピュータにデータを入力するときとは違う、人間の脳ならではの記憶術を考えるポイントになると思います。

◇「一時記憶の机」がいっぱいになると……

人間の脳には、はかり知れない記憶力があるかのように語られることがありますが、これは事実の一面でしかありません。一方では、「マジック7」と呼ばれる性質があり、一度に覚えられる項目は、せいぜい7つくらいしかないと言われているのです。

テレビのバラエティ番組などでよく行われているゲームに、前の人が言った単語を記憶しておいて、それを言った上で、自分が思いついた単語を付け加え、覚えていなければいけない単語を増やしながらリレーしていく、というものがあります（テーマが「果物の名前」の場合、Aさんが「リンゴ」と言ったら、Bさんは「リンゴ、みかん」などと言う。Cさんは「リンゴ、みかん、パパイヤ」などと言う……を続けていくものです）。

この場合には、他のメンバーが発言する単語の羅列を繰り返し聞いたり、自分で何度も復唱したりして、必死に覚える努力をしているにもかかわらず、ゲームは長くは続きません。

すぐに一時記憶の机が情報でいっぱいになってしまうのです。

また、人から聞き慣れない話を一気にワーッと聞かされたときのことを思い出してみて下さい。

この場合には、何項目が限界とは言いにくいですが、途中から頭がぼーっとしはじめ、話を上手く聞き取れないような状態になってくると思います。それ以上話を覚えようとすると、最初の方に聞いて覚えていた話を忘れてしまったりする。

一時記憶の机は、それほどに狭いのです。

◇「アイデアはたくさん思い浮かんでいるのにまとめられない」

問題なのは、強制されているときではなく、自分の意志で、本や資料を読んだり、人の話を聞いたりしているときに、同じことをやってしまう人がいることです。

たとえば、膨大な資料を集めておいて、時間がなくなってから、そこに書かれている情報を焦って脳に入力しようとする。そういうことをしようとすると、限られた資料を少しずつ覚えようとしているときより、かえって効率が悪くなってしまいます。目で情報を追っているだけで、脳は処理していないという状態になってくるのです。

同じように、人から話を聞くときにも、一気に聞こうとしすぎる人がいます。重要なことを次々に聞き出しておいて、録音もせず、メモも取らない。そういうことをする人は、おそらく自分の記憶力を過信しているのですが、実際には覚えられているのではなく、「重要な情報を聞いた」という満足感を積み重ねてしまっているのです。時間が経ってから、その情報を思い出せるのかといえば、ほとんど思い出せない。頼りにするメモもない。これでは、少ししか聞いていないのと同じことになってしまいます。

また、「アイデアはたくさん思い浮かんでいるのに、上手くまとめられない」という人も、「脳の中の小さな机」の使い方に問題がある可能性が考えられます。

企画書や原稿などを書くためには、脳の中でアイデアを保持している段階が必要です。保持するというのは、その情報を「一時記憶の机」に載せておくということです。

そのときに、あまりにもたくさんのアイデアを同時に保持しておこうとすると、それだけで「一時記憶の机」がふさがってしまい、思考する余地がなくなってしまいます。

アイデアがたくさん思い浮かんでいるときには、出力して、脳の外で取捨選択したり、組み合わせたりする必要があるのです。その上で再入力し、限られた情報だけを脳の中で処理するようにしていけば、前述のような問題は起こりにくくなります。

◇記憶の「ファイル化」と「まとめ」

たくさんの情報を覚えたいときには、細切れに入力し、「一時記憶の机」でファイル化やまとめをしてから、「長期記憶の書庫」に移すことが基本だと考えて下さい。

ファイル化というのは、スポーツ選手の名前を覚えるときのことを例にして考えると分かりやすいでしょう。

たとえば、プロ野球が好きな人の中には、応援しているチームが所属しているリーグの選手の名前を何十人も覚えている人がいますが、そういう人は、チームごとにファイル化して覚えているものだと思います。そして、その情報を出力するときにも、「Dというチームの内野手にはAという選手がいる」という風に、まずは大きな記憶のファイルを引き出してきて、その中に含まれるより細かい情報を思い出す、という形で出力していくものでしょう。
それと同じように、仕事や勉強でたくさんの情報を覚えたいときにも、まずは分類して、そのカテゴリーごとに情報をしっかり覚えていこうとすることが大切です。

まとめをするということに関しては、本を読むときのことを例にして考えてみましょう。

小説やエッセイのような、楽しむことを目的として読む本とは別に、テキストやハウツー本のような、そこに書かれている情報を覚えるために読む本があると思います。そういう本を読むときに、最初から最後まで一気に読んで、後で、「どんなことが書いてあったかな」と思い出そうとしても、たくさん思い出せるものではありません。「一時記憶の机」に次々に情報を載せようとしては、前に載せてあった情報を追い出したり、新しく読んだ情報を「一時記憶の机」に載せ損なったりしてしまっているはずです。

先に全体に目を通すということは、決して無駄ではないのですが、本当にたくさんの情報を覚えたいのであれば、各章ごとにまとめをしていかなければいけません。一章を読んだら、「この章にはどんなことが書いてあったかな」と思い出し、自分なりの言葉でまとめをする。それをメモ程度にでも書いて、出力してみる。二章を読んだら、また「この章にはどんなことが書いてあったかな」と思い出し、自分なりの言葉でまとめをする……。そういう「自分なりのまとめ」を積み重ねていくことが大切だと思います。時間がかかるように思われるかも知れませんが、その方が、脳の使い方として効率が良いはずです。

人の話を聞くときにも、覚えたいのであれば、何もかも一気に聞こうとするのではなく、無理のないペースで相手から話を引き出し、長くなってきたら、「一度まとめをさせて下さい。ここまでに仰《おっしゃ》っていたのは、こういうことでいいですか」

という風に、確認とまとめをしていく必要があると思います。

それが難しい相手、場面であることがあらかじめ分かっているときには、録音したり、キーワードを欠かさずメモしたりすることが必要でしょう。それを後で少しずつ聴き直し、重要な部分のまとめをしていく。そうすれば、後でたくさんの情報を思い出せます。

思いついたアイデアを覚えておいて、企画書などにまとめたいときには、前述の通りです。

大切なのは、脳の中の小さな机を情報であふれさせないことだと考えて下さい。そこは情報を並べ、整理する場として、余裕を持たせておくべきなのです。

◇情報化社会ならではの脳の問題

現代人は、情報の洪水の中に生きていると思います。その大きな流れから支流を引き込んでこようと思えば、膨大な情報を簡単に集めることができてしまう。ところが、それを処理する脳の方には、「マジック7」という一時記憶の限界があるのです。

その関係にまだ慣れていない人が多いことも、現代人に「記憶力が低下した」「思考が上手くまとめられなくなった」と感じている人が多い一因になっているかも知れません。

個人が大量の情報を処理しなければならない時代だからこそ、一度に脳に入力する情報量を自分で制限し、少しずつ覚えていく習慣を身につけることが大切です。

ここでは、次のようなポイントを覚えておいて下さい。

「脳の中の小さな机」を意識しよう。
情報は少しずつ入力し、まとめをしながら覚えていく方が効率が良い。

3 記憶を引き出す手がかりをつくろう（キーワード化）

◇「その日のうちに復習する」が記憶を定着させる鍵

記憶を強化するためには、引き出すための手がかりをつくっておくことも重要です。たとえば、講演会を聴きに行って、内容をテープに録音したときのことを考えてみて下さい。

そのテープに「○○先生、講演会」と書いたラベルを貼るだけでは、後で「どんなことを話していたか」まで思い出すことは難しいと思います。「○月○日、○○区民会館」という風に、日付や会場も書き足しておけば、その時期や場所の情報から講演会の雰囲気を思い出しやすくなりますが、具体的な内容まで思い出すのは容易ではないでしょう。

では、講演会で聴いた話の中から、ポイントになると判断した言葉をいくつかキーワードとしてメモし、一緒に残しておいた場合はどうでしょうか？　それを見て重要な情報や話の構成を思い出すことがずっと容易にできるようになると思います。

　そのキーワードを元に思い出すという作業を、記憶ができるだけ新鮮なうちにやっておくと、もっと時間が経っても忘れにくい記憶になるでしょう。

　エビングハウスの忘却曲線（左）に分かりやすく示されている通り、記憶というのは、その情報を脳に入力して数時間のうちに、急速に思い出しにくくなっていきます。「その日のうちに復習をする」ということが、記憶を定着させる一つの重要な鍵なのです。

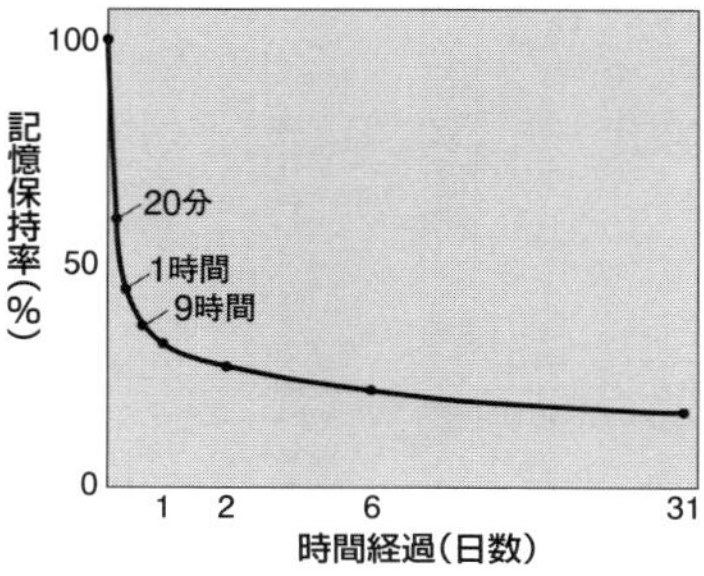

　といっても、講演を聴いたその日に、録音したテープを聴き直すというのは手間が大きすぎますから、講演中やその直後に、キーワードだけでもメモしておいて、それを見ながら「どんなことを話していたかな」と思い出そうとしてみる。それだけでも違います。
　逆に、それすらしていないと、時間が経ってからでは、キーワードも思い出せなくなります。記憶を引き出す手がかりがなくなるので、全体を思い出すことはもっと難しくなる。

講演中と講演直後のわずかな手間が、その後の財産となる記憶の定着に大きな差をつけるのです。この原則は、講演を聴くとき以外でも、もちろん変わりません。

◇キーワードを拾いながら読むと理解が速くなる

本や資料を読む場合でも、そこに書かれていることを後で思い出しやすくするためには、読んでいる最中か読んだ直後に、キーワードをメモしておくことが有効だと考えられます。

たとえば、全体を一度に理解するのが難しい本を読むときには、中に出てくる重要な単語や特徴的な言葉を拾いながら（マーカーでチェックしたり、余白にメモしたりしながら）読んでいって、一章読み終わったところで、そのキーワードを一枚のメモ用紙などにまとめる。それを見ながら、「どんなことが書いてあったか」を思い出してみるのです。そうすれば、重要な情報がちゃんと自分の知識になっているかを簡単に確かめることができ、同時に、その情報を自分の脳から引き出すときのキーワードを得たことになります。

このとき、ただ脳の中で思い出すだけでなく、自分なりのまとめをノートに書いてみたり、人に説明するつもりでしゃべってみたりするともっと良いでしょう。説明できそうもない情報があると分かったら、そのキーワードを拾ったページに戻って確認する。そこに書いてある情報を改めて理解し、脳に入力したら、また先ほどのキーワードをまとめたメモに戻って、その章に何が書いてあったか、人に説明するつもりでしゃべってみる。

そうやって、拾ったキーワードをすべて使って内容を自分なりに再構成し、出力できるようになったら、その章に書いてある重要な情報は、およそ自分の知識にできたと考えていいでしょう。その作業を一章ごとに繰り返し、一冊を読んでいくのです。

慣れないうちは、手間がかかると感じるかも知れませんが、慣れてくると、特に難しい本を読む場合に、速度が上がると思います。重点的に読むポイントを限定しやすくなるのと同時に、その章に書いてある情報を確実に理解しながら読み進めることにより、次の章に書いてあることがスムーズに頭に入ってきやすくなるからです。

会議やミーティングの議事録などを読んで内容を覚えたいときには、議題ごと、もしくは発言者ごとにキーワードをまとめ、同じことをしてみると良いと思います。

◇情報は「差異」に注目することが大切

次に、キーワードを選ぶときの基準を考えてみましょう。

どんな情報が重要かは、そのときに自分が持っているテーマや知りたいことによっても違いますから、キーワードを選ぶときの基準も人それぞれでかまわないのですが、基本的なことだけ言えば、まず一つには、「差異」に注目することが大切です。

「差異こそが意味を生む」という記号論的な考え方もありますが、ここで言いたいのは、そこまで難しい話ではなく、自分が知っている情報との差異、一般論との差異、他の発言者が提示している情報との差異、同じ著者や発言者が以前に発言していたこととの差異……そこに覚えるべきポイントがある場合が多いということです。

たとえば、同じ会社に勤めるAさんとBさんとCさんが、ある商品の売り上げを向上させるために、それぞれの立場から主張を行ったとしましょう。

Aさんは、「価格を一万円台まで下げるべきだ」と主張している。

Bさんは、「価格は変えずに、性能を一〇%向上させるべきだ」と主張している。

Cさんは、「値上げも視野に入れながら、性能を二〇%向上させるべきだ」と主張している。

その三人の主張を正確に覚えておいて、翌日のミーティングで部下に伝えるためには、どんな言葉をキーワードとして拾っておいたらよいでしょうか。

「Aさん、一万円台まで値下げ」
「Bさん、価格は変えない。性能一〇%アップ」
「Cさん、値上げも視野。性能二〇%アップ」

ここでは、例として分かりやすくするために、もともとの主張を短くしているので、あまりキーワードを拾っておく意味がありませんが、実際の発言では、たったこれだけのことを主張するのにも、覚える必要のない話がいろいろくっついているものです。

それも含めて復習するのは時間の無駄ですから、三人の主張の差異に注目してメモを取り、後でそのメモを見ながら、それぞれの主張の要点を思い出してみる、ということが効率的だと思います。たったそれだけの手間が、仕事をスムーズにするのです。

また、私は本を読むときに、「違和感に注目して読む」ということがあります。

たとえば、私が脳に関する本や論文を読むとき、そこに書かれている情報は、ほとんどの場合、九割以上すでに知っていることです。しかし、その中に時々、自分が知っていることとは違う情報、通説とは異なる考え方が提示されていることがある。

それを見つけたら、その差異に注目してキーワードを拾いながら読み進めていく。

そして、後でキーワードを元にその情報や考え方を再現し、

「この先生はこういう発見をした」

「通説とは違うこんな考えを持っている」

という風に説明できるようになれば、新しい知識を一つ獲得したことになります。

内容としてはよく知っていることでも、独特な表現がされている場合には、注目しておくと良いでしょう。そこに著者や発言者なりの思想や世界観、物事の見方、その情報をより分かりやすくするための配慮などが込められている場合が多いからです。

◇「意見」と「論拠」を押さえる

また、話の中に意見や提案が含まれている場合には、それを論拠とともに覚えておく

ことが大切です。

たとえば、本章の2（104〜113ページ）で私が示した意見と論拠を後で思い出しやすくするためには、どんな言葉をキーワードとして拾っておくことが有効でしょうか？

意見については、「細切れ」「ファイル化」「まとめ」といった言葉になると思います。「細切れに入力」「ファイル化して記憶」という言葉の組み合わせでもいいでしょう。

その意見の論拠に当たる情報としては、「脳が『一度に覚えられること』」「脳の中の小さな机」「一時記憶の机」「マジック7」「長期記憶の書庫」「情報の洪水」の中のどれかが適当ではないでしょうか（繰り返しますが、人それぞれでかまいません）。

短い文章ですから、最終的にはキーワードを三〜五個くらいまで絞り込んでみて下さい。それを見ながら自分なりに話を再現できれば、本章の2で解説したことは、およそ自分の知識にできていると考えていいでしょう。多少時間が経っても、そのメモを見れば、キーワードを元に記憶を引き出すことができるはずですし、メモを見なくても、キーワードさえ思い出せれば、それを手がかりとして話を再現することができるはずです。

本書はもともとキーワードを最後のまとめに盛り込むようにしているので、それを拾いながら読む必要性はあまりないのですが、そういう形になっていない本や資料を読むとき、また、重要な話を聞くときに、この方法は威力を発揮すると思います。

ここでは、次のようなポイントを覚えておいて下さい。

> 記憶が新鮮なうちにキーワードを拾い、それを見ながら要点を思い出そう。
> 「差異・意見・論拠」に注目すると、重要な情報を漏らしにくい。

4 風景やイメージとして記憶しよう

◇言葉だけで覚えるのには限界がある

情報を覚えるときには、言葉だけで記憶するのが良いとは限りません。たとえば、自分が生まれ育った土地については、誰でもたくさんの情報を脳から出力できるものだと思いますが、それは言葉として覚えているのでしょうか？　大半の情報はそうではなく、風景として覚えていて、人に話すときなどに、その風景を思い浮かべながら言語化しているはずです。それと同じように、人の話を聞いたり、文章を読んだりするときにも、イメージや風景を思い描き、それをキーワードと一緒に覚えておく。その方が、後でたくさんの情報を脳から引き出せる場合がよくあります。

これは実際にやってみていただいた方が理解しやすいでしょう。

次の文章は、芥川龍之介の掌編『蜜柑《みかん》』からの抜粋です。

まずは何も考えずに一読して、後で「中にどんな単語が出てきたか」を思い出そうとしてみて下さい。

次に、場面ごとの風景をじっくり思い浮かべながら読んでみましょう。

そして、その風景を脳の中で再現しながら、「中にどんな単語が出てきたか」を思い出そうとしてみて下さい（「すると」「まるで」といった接続詞や副詞なども一つと考えてかまいませんが、そういう、それ自体では意味を為さない語は、かえって思い出しにくいと思います）。

全体でも文庫本で六〜七ページしかない短い小説ですが、ごく簡単に前段のあらすじを補足しておくと、次のようになります。


主人公である「私」は、ある曇った冬の夕暮れ、憂鬱な気持ちで、汽車の二等客車に座っている。その車両に、貧しい身なりをした「小娘」が車両を間違えて乗り込んできて、「私」の前の席に座る。その「小娘」が、トンネルが迫っているのに、無理に窓を開けようとする。汽車がトンネルに入ると同時に窓が開き、煙が車内に流れ込んだので、

「私」は呟き込み、「小娘」を叱りつけたくなる。ところが、汽車がトンネルを抜けたときに……。

書き出しながらであれば、一〇個以上思い出せることを目指したいところです。

では、やってみましょう。

……するとその瞬間である。窓から半身を乗り出していた例の娘が、あの霜焼けの手をつとのばして、勢いよく左右に振《ふ》ったと思うと、たちまち心を躍《おど》らすばかり暖な日の色に染まっている蜜柑《みかん》がおよそ五つ六つ、汽車を見送った子供たちの上へばらばらと空から降って来た。私は思わず息を呑《の》んだ。そうして刹那《せつな》に一切を了解《りょうかい》した。小娘は、恐《おそ》らくはこれから奉公先《ほうこうさき》へ赴《おもむ》こうとしている小娘は、その懐《ふところ》に蔵していた幾顆《いくか》の蜜柑を窓から投げて、わざわざ踏切りまで見送りに来た弟たちの労に報いたのである。

暮色を帯びた町はずれの踏切りと、小鳥のように声を挙げた三人の子供たちと、そうしてその上に乱落する鮮《あざやか》な蜜柑の色と――すべては汽車の窓の外に、瞬《またた》く暇《ひま》もなく通り過ぎた。が、私の心の上には、切ないほどはっきりと、この光景が焼きつけられた。そうしてそこから、ある得体《えたい》の知れない朗《ほがらか》な心もちが湧《わ》き上って来るのを意識した。私は昂然《こうぜん》と頭を挙げて、まるで別人を見るようにあの小娘を注視した。小娘はいつかもう私の前の席に返って、あいかわらず皸《ひび》だらけの頰を萌黄《もえぎ》色の毛糸の襟巻《えりまき》に埋《うず》めながら、大きな風呂敷包みを抱《かか》えた手に、しっかりと三等切符を握っている。

（『蜜柑』ちくま日本文学002『芥川龍之介』より抜粋）

いかがでしょうか？

風景をしっかり思い浮かべながら単語を思い出そうとしないと、最後の方に出てくる「三等切符」や繰り返し出てくる「蜜柑」「私」「小娘」などの単語はすぐに思い出せても、それ以外の単語はなかなか出てこないものではないかと思います。

言葉だけを思い出そうとしているとき、人間の記憶力というのは、その程度のものなのです。

次に、風景を思い浮かべながら読み、単語を思い出そうとしてみて下さい。

どうでしょうか？

「私」が見ている「小娘」の姿や行動、「窓」の外に見えた風景、「子供たち」の目に映ったであろう風景などを脳の中に再現しながら、単語を思い出そうとしているうちに、「霜焼けの手」「左右に振った」「皸だらけの頬」「暖な日の色」「ばらばらと」「空から」「降って来た」「町はずれの踏切り」……といった言葉まで思い出せるものではないかと思います。その書き出した単語を手がかりとして、さらに細部の風景まで思い浮かべようとすれば、「暮色」「萌黄色」「毛糸の襟巻」「大きな風呂敷包み」といった言葉まで思い出せるかも知れません。

つまり、風景として情報を捉え、思い出すというのは、「マジック7」という脳の限界を超える重要な方法なのです。

◇情報を自分の体験と結びつける

私の外来では、さらに、文章から思い描いた風景や出力した単語から連想される（文章とは直接関係のない）自分の記憶を語っていただくトレーニングを行うことがあります。

先ほどの例文からの連想であれば、通勤電車の窓から見えている風景、自分が郷里を離れたときの思い出、蜜柑にまつわる思い出などを差し支えない範囲で語っていただくのです。

そういう連想力は、コミュニケーション能力を高める上で重要ですし、自分の体験と結びつけるというのは、新しく得た情報をより忘れにくくする技術でもあります。

◇説明文を読むときでもイメージ化は有効

たくさんの情報を風景として覚えるという技術は、小説や随筆などを読むときにしか役立たないのではないかと思われるかも知れませんが、決してそんなことはありません。説明文を読んだり、人から説明を聞いたりするときにも、使える場合が多いはずです。

たとえば、本章を読むときには、98ページや105ページのイラストのようなイメージを思い描きながら読んでいただけると、記憶が強化されやすくなると思います。

図やイラストが入っていなくても、それを思い描く。場合によっては、実際に手を動かして描いてみる。たくさんの情報を覚えたいときには、そういうことも有効です。

もちろん、本や資料などを読むときに、文章すべてに対して、無理にイメージや風景を思い描こうとする必要はありません。ここは重要だと判断したポイントだけでいいのです。

そんなことくらい当たり前にやっていると思われるかも知れませんが、現代人はスピードを求められていますから、その慌ただしさの中で、いつの間にか、常に言葉面だけを追うような文章の読み方、話の聞き方になっていて、真面目に読もう、聞こうとしているのに、内容が頭に入ってこない、という状態に陥っている場合があります。

情報を細切れにして入力すること、キーワードを拾いながら読んだり聞いたりすることに加えて、イメージ化して覚えるということも有効だと覚えておいて下さい。

> 言葉だけで記憶するには限界がある。
> 風景やイメージを思い描きながら情報を取る癖をつけよう。

5 出力の機会にバリエーションを持たせよう

◇記憶には自由に使える「有効期限」がある

一度覚えた情報、身につけた知識をいつまでも自由に使えると思ってはいけません。ここまでに解説してきたような「覚えるための努力」をした情報ほど、確実に長期記憶として定着し、後で思い出しやすくなりますが、それでも長い時間が経てば、どうしてもパッとは出てこなくなります。人から改めてその情報を聞かされたときなどに、「あ、それは知っている」と分かることがありますから、脳の中から完全になくなってしまうわけではありませんが、必要なときに自由に思い出して使う、ということができなくなるのです。

その意味で、記憶には有効期限がある、と考えて下さい。

過去に一所懸命に勉強して、立派な資格を取得したり、一流の大学に入ったりしても、そのこと自体をいつまでも誇っていてはいけません。そのときに得た知識は、とっくの昔に有効期限が切れているかも知れないのです。自由に使える知識、新鮮な情報をどれだけ脳の中に持っているか、ということを意識するようにしましょう。

◇『論語』の冒頭は記憶の強化法に通じている

記憶の有効期限を引き延ばす唯一の方法は、一度でも思い出すことです。

インターネット上のメールボックスなどでも、一定期間内に一度もログインしないと無効になってしまう、その代わり、一度でもログインしていれば、自動的に有効期限が更新され続けるというものがありますが、記憶にもそれと似たところがあります。

長期間その情報を思い出さないでいると、無効になってしまう。その代わり、少しでも使っていれば、特に努力をしなくても、有効期限が延長される。そういうものだと考えて下さい。

また、そうやって記憶を更新し続けていると、だんだん有効期限が延びていくようなことが起こります。その情報を思い出さなくても、必要になればまた使える、という期間が長くなっていくのです。

昔学んだことでもよく覚えている人と、まったく思い出せなくなっている人がいますが、その差は、記憶力の違いというより、「出力＋再入力」の機会をどれだけ持ったか、復習や実践の機会をどれだけ持ったか、ということの差が大きいと思います。

孔子が『論語』の冒頭で、「学びて時にこれを習う。また説《よろこ》ばしからずや」と説いていますが、これは記憶を強化する方法にも通じている言葉です。学ぶだけでなく、時にこれを習う。その知識を折に触れて思い出し、使ってみることが大事です。

また、孔子が曰うように、そうやって使える知識を増やしていくことは、人生の大きな楽しみでもあると思います。

◇多面的な出力が知識の有効性を高める

また、知識をより使えるものにするためには、出力の機会にバリエーションを持たせることも大切です。

たとえば、技術職の人が、実践によって覚えていた知識を後輩などに伝えるために言語化したら、自分の中での理解が深まった、ということがよくあると思います。

また逆に、資格を取得するための勉強などによって覚えた知識を実践の中で使ってみたら、目に見える結果が得られ、その知識を忘れにくくなった、ということもあるでしょう。

書くだけでなく、話してみる。話すだけでなく、書いてみる。書いたり話したりするだけでなく、実践してみる。実践するだけでなく、書いたり話したりしてみる。そうやって、出力を多面的にしていく方が、単調な出力を繰り返しているときより、理解が深まりやすくなり、記憶の有効期限を効率良く延長させていくことができるのです。


出力の機会にバリエーションを持たせるというのは、出力する相手や場面に変化をつけることでもあります。

たとえば私は、脳の話を、同業の先生方の前ですることもありますし、院内講義という形で、看護師さんたちを相手にすることもあります。また、産業医として企業内で講義をすることもありますし、一般の方々に向けた講演としてすることもあります。最近では、取材を受け、マスコミの方々の前で話したり、原稿を書いたりすることも多くなりました。

同じ知識を出力する場合でも、相手が変われば、説明の仕方を変えなければいけません。

説明の仕方を変えるというのは、その情報を思い出すだけでなく、解釈し直したり、新たなイメージを思い描いたりもすることです。そのプロセスを経ることによって、記憶はさらに強化される。有効期限が延長されるだけでなく、「その知識をこういうときにはこう出力すればいい」という有効なパッケージを増やすことにもなります。

そういう有効なパッケージをたくさん持っていると、人前で長い話をするときにも困らなくなります。パッケージを出力する回数を増やしていくと、そこに「こんな情報も盛り込んだ方がいいな」ということも分かってきて、パッケージの内容が充実してくる。それは、脳の中にある情報の価値を高めることだと言っていいでしょう。

◇社会の現状に合わせて、記憶をリニューアルしていく

また、情報というのは、自分の脳の中で有効期限が切れていなくても（つまり、自由

に引き出せる状態になっていても)、時代が変わったり、社会の在り方が変わったりして、「社会的な有効性」が切れているということも、当然考慮しなければいけません。

相手や場面を変えながら、折に触れて、多面的な出力を心がけていると、どの情報の社会的な有効性が切れているか、それを含むパッケージをどうアレンジすれば、新鮮な情報として甦らせることができるか、今社会的に有効性が高いのはどんな情報か、ということを把握しやすくなります。記憶を社会の現状に合うようにリニューアルしやすいのです。

そういうことは、単調な出力しかしていないと、起こりにくいものだと思います。

ここでは、次のようなポイントを覚えておいて下さい。

「学びて時にこれを習う」は記憶の原則。
多面的な出力を心がけ、脳の中に有効性の高い情報を増やしていこう。

第4章

アイデアを生み出す技術

1 創造力を高める生き方、考え方

◇「アイデアが突然ひらめく」という現象の正体

アイデアは、ある日突然、空から降ってくるものではありません。

あたかもそういうことが起こるかのように感じられるのは、自分が特別に意識して考えていないときでも、脳が情報の整理を行っているからです。イメージ的な言い方ですが、そのとき持っている目的意識や問題意識と、脳の中に蓄えられている情報のマッチングが自動的に行われ、より本質的なものが残されていく。その本質的な情報同士が結びついたときに、自分でも思いがけないアイデアがひらめく。

それが、うたた寝しているときやトイレに入っているときなどに、突然、良いアイデアを思いつき、「アイデアが空から降ってきた」ように感じる現象の正体だと私は考えています。

そういうことは、毎日ぼんやり過ごしていては起こりません。目的意識、問題意識を持って生活し、たくさんの情報を脳に入力しようとしている段階が必要です（そのときに有効な方法は前章で書きました）。また、その情報を自分なりに整理して、アイデアを生み出そう、あるいは企画書や作品などにまとめ上げようと努力している段階もなければいけない。

そういう明確な意識の下で行われる情報収集、思考の方向付けのような段階があって、はじめて脳の自動的な情報整理も進むと考えられるのです。

よく「必死でアイデアを考えようとしているときにはかえって出てこず、半ばあきらめて、思いきって寝てしまった後で、あっさりアイデアが出てくる」ということがあると思います。

これはおそらく、必死でアイデアを出そうとしているときには、思考が感情に影響されすぎているからです。そのときの感情が、本来はあまり重要ではないような情報を過大評価させていたり、そのために、より重要な情報を自分が記憶しているのに、それを組み合わせればいいということに気づけなかったりする。その感情が、あきらめて寝てしまった後では小さくなっているので、素直に重要な情報同士を組み合わせやすくなる。それも、アイデアは突然ひらめくものであるかのように感じられる原因かも知れません。

しかし、だから「必死でアイデアを出そうとしている段階」が無駄なのかと言うと、決してそうではなく、そういうときに脳の中にある情報の整理がある程度のところまで進められているからこそ、後で感情的にフラットな状態が得られたときに、「この要素を外してこれを組み合わせればいい」ということが簡単に分かるのだと思います。

◇環境からアイデアの材料を与えられている

また、アイデアは、自分で生み出しているようでいて、じつは、それまでに生きてきた環境や今置かれている環境の中で生み出さ﹅さ﹅れ﹅て﹅い﹅るものでもあると私は考えています。

アイデアの材料となる情報は、最初からそのアイデアを生み出す目的で脳に入力したものばかりではないでしょう。子どもの頃の体験、親や学校の先生から教わったこと、学生時代に勉強して覚えた知識、趣味や自分を高める活動の中で得た情報、最近読んだ本の中に書いてあったこと、友人から聞いた話、仕事の中で自然に覚えた知識……。そういう雑多な情報と、今回のアイデアを生み出すために改めて集中的に脳に入力した情報が組み合わさったときに、他の人には出せない独自のアイデアが出てくるものではないかと思います。

つまり、アイデアの材料となる情報とそれを活かす機会を環境からいつの間にか与えられている。

その意味で、普段からいろいろな活動を積極的に行い、交友範囲を広げ、人生を豊かにしようとすることも、アイデアを生み出す力を高めるために大切だと思います。

◇制約があるからこそ、良いアイデアを生み出せる

私が、「アイデアは環境の中で生み出さされている」と考えるもう一つの理由は、環境から「制約」を与えられるからです。

ある程度の年齢になっている人なら、脳の中に蓄えられている情報は（それをパッと引き出して自由に使えるかどうかはともかく）ほとんど無限にあると思います。その組

み合わせも無限にある。

第1章で少し書きましたが、脳は無限の選択肢がある状態に耐えられません。「どんなものでもいいから、いつまでかかってもいいから、何か面白いアイデアを考えて下さい」と言われても、良いアイデアを生み出せるものではないでしょう。そういう「まったく制約がない状態」で脳を上手く使うのは、かえって難しいのです。

アイデアを求められているときには、「いつまでに、これくらいの予算で、こういう層の人たちの心を摑むアイデアを」と、いろいろな制約も同時に与えられているものだと思いますが、それを思考の妨げとなる手枷足枷《てかせあしかせ》のように思うことはありません。むしろ制約があるから、良いアイデアを生み出せるとも言えるのです。

実際、クリエイティブな才能を発揮している人たちは、与えられた制約に文句を言わず、内的な必然に変えるような仕事をしている人たちではないでしょうか? つまり、生み出されたアイデアを見ると、その制約がなくてはならなかったもののように見える。そうやって制約を活かしているから、新しいアイデアを次々に生み出せるのだと思います。

逆に、そういう人たちに、「自由に、好きなように考えて下さい」とお願いすると、かえって同じようなアイデアしか生み出せなくなるものではないでしょうか。

・自由に遊んだり、勉強したりして、雑多な情報に接している段階。
・目的意識、問題意識を持ち、必要な情報を脳に入力しようとしている段階。
・与えられた制約の中で、必死でアイデアを生み出そうとしている段階。

良いアイデアを生み出すためには、そういう段階が必要なのではないかと思います。

ここでは、次のようなポイントを覚えておいて下さい。

> アイデアは無からは生まれない。
> 「情報」と「制約」を脳に与え、自動的な思考の整理を進ませよう。

2 「ひらめきの連鎖」を生み出そう

◇「滅茶苦茶なアイデアでも出すように」

以前、テレビ番組を見ていて、感心させられたことがあります。どこかの玩具メーカーだったと思いますが、その企画会議。プロジェクトリーダーのような方が、部下にアイデアを出させ、それをどんどんホワイトボードに書いていく。一見下らないように思えるアイデアも、その場では否定せず、すべて拾って書いていくのです。

時には、自分でわざと失笑を買うような滅茶苦茶なアイデアを出し、
「そういうアイデアでもいいから出すように」
と促している。

結果的に、会議は活況を呈し、参加者たちの口からは、面白いアイデアが次々に飛び

出していました。

そして、ホワイトボードが一杯になったところで、まとめる作業に入っていく。

私がこの企画会議に感心させられたのは、次のような要点を満たしているからです。

・あるアイデアが個人の感情と同化するのを防いでいる。
・新たなアイデアを生み出すための刺激を常に与えている。
・突飛なアイデアを混ぜることで、思考の型を崩している。

まず一点目について。

脳の中にある情報には、必ず個人の感情がくっついています。その情報を脳から出力せず、繰り返し考えている時間が長くなるほど、それに付随する感情は増幅され、変容し、客観的な判断を難しくする。

アイデアを思いつくというのは、それ自体が感情系に快をもたらす刺激です。その快をいつまでも弄んでいると、そこから離れたくなくなってくる。それが、次にもっと良いアイデアを思いつく妨げになったり、他人のアイデアと自分のアイデアを公平にジャッジすることを難しくしたりするのです。

だから、アイデアは思いついたらすぐに出力した方がいいし、できるだけ早く他人の目に触れさせた方がいい。

前述のような会議は、まずその点で優れていると考えられます。

◇良質な刺激を脳に与える合理的な方法

二点目として、新しいアイデアを生み出すには、新しい刺激を脳に与えなければいけません。

前述の企画会議では、他人のアイデア、他人の言葉をホワイトボードに書いて、次々に目の前に出現させることにより、それを連続的に与えていると考えられます。

「ひらめきの連鎖」を生む合理的な方法と言っていいでしょう。

三点目として、ここがもっとも優れているところだと思いますが、プロジェクトリーダーの方が、わざと突飛なアイデアを混ぜているのは、ひらめきの連鎖が一定の方向性で終息していくのを防ぐ効果があると考えられます。

新しい記憶を引き出すきっかけを次々に与えていると言っても、同じ会社にいる人間同士が生真面目に考えていると、あるキーワードによって引き出される記憶も似ていたりするものです。

それが繰り返されていくうちに、ひらめきの連鎖が予定調和のような落とし所に向かっていく。

そういうことも時には大切だと思いますが、アイデアを広げたいときには、違う方向性の流れも生み出したいところでしょう。そのきっかけを場に与えるには、ホワイトボードの中にまだない、まったく違う角度からの情報を混ぜた方がいいわけです。

一人でアイデアを考えるときにも、この企画会議を見習うことが有効だと考えられます。

つまり、次のようなポイントを意識するのです。

・思いついたアイデアは必ず出力する。できればそれを人に見せる。
・アイデアを生み出すための刺激を脳に与え、ひらめきの連鎖を期待する。
・時には、思考の型を崩すために、意外性の高い情報に触れることも大切。

たとえば、私は原稿を書いたり、講演で話すことを考えたりするときに、教科書的な本を読むだけでなく、まったく関係のない、笑えるエッセイを読んだり、街を歩いてみたりします。

何も考えていないときにエッセイを読んだり、街を歩いてみたりしても、雑多な情報を脳が受動的に捉えるだけですが、目的を持ってアイデアを考えようとしているときにそういう情報に触れると、自分でも意外な言葉や物が浮かび上がって見え、それが思いがけない記憶を引き出すきっかけとなり、新しいアイデアの芽が生まれることがあります。

それがどんなに馬鹿馬鹿しいことに思えても、一応は書き出してみる。そのアイデアが刺激となって、自分の脳から新しい記憶が引き出されることを期待するのです。

一方で、教科書的にも考えていますから、その方向性でのアイデアも紙の上には書き出されています。それだけでは、新しいアイデアをひらめくきっかけにならなかった情報が、別の切り口で考えられたアイデアと一緒になったとき、新しい発想のきっかけになるということもある。

そういう連鎖反応は、自分の脳の中だけで考えようとしていると、なかなか起こり得ません。

もちろん、アイデアを果てしなく広げてしまったら、脳が処理しきれなくなりますから、どこかで止めなければいけません。前述のプロジェクトリーダーが、ホワイトボードが一杯になったところで会議を止めたように、一人で考えているときにも、ある程度のアイデアを出したところで、全体を見渡し、まとめをすることが大切です。

> 出力されたアイデアが次のアイデアを生む。
> 脳の中だけで考えていると「ひらめきの連鎖」が起こらない。

3 脳を休めなければ、大きな思考はできない

◇「悲しい話は夜するな」——アイデアも夜考えない方がいい

アイデアを生産するという活動の中には、与えられた刺激や情報をもとに、なかば反射的に新しい思考や言葉の組み立てを生み出していく場合と、たくさんの情報を脳に入力しておいて、その中から重要なものを選び、まとめ上げていく場合とがあると思います。

後者のような知的生産をする場合には、「脳を休める」ということも重要です。アイデアを生み出すために必要な情報を十分脳に入力した後は、それがもっとも大切なことと言えるかも知れません。

島田洋七さん作の『佐賀のがばいばあちゃん』(徳間文庫)の中に、次のような格言

が出てきます。

「悲しい話は夜するな」

これはじつは、脳科学的に考えても、理に適っている教えです。

第一に、夜は神経伝達物質の一つであるセロトニンが比較的少ない状態になっているので、脳にブレーキがかかりにくく、極端なことを考えやすくなっています。

しかも、昼間働いて思考系が疲れているので、感情系優位になりやすい。その結果として、不安になるようなことを果てしなく考え続けてしまったり、興奮に任せて、朝見て自分でもびっくりするような手紙を書いてしまったりするのです。

がばいばあちゃんの教えは、次のように続きます。

「つらい話も昼にすれば何ということもない」

これもその通りです。よく寝て、太陽の光を浴びた後は、セロトニンが供給され、思考系が優位に立ちやすくなっているので、感情を離れて思考することが容易になります。周りの人たちもそういう状態になっているので、冷静で建設的な話し合いがしやすい。

アイデアを考えるときにも、同じことが言えるのではないでしょうか？

夜遅くまで無理やり起きていて、アイデアを考えようとすると、些細なネガティブ材料にも感情系が強く反応してしまい、思考が本質から離れた細部へと誘導されていく。本来は楽しいことであるはずのアイデアを生み出すという作業が、陰鬱なものになってくる。疲れて眠いときにアイデアを考えようとすると、そういうことになりやすいのです。

また逆に、ポジティブな刺激にも感情系が強く反応し、しかもブレーキがかかりにくいので、一時の思いつきにすぎないようなことを過大評価して、どこまでも考えを進めてしまいやすい。それが仕事の役に立てばまだいいですが、そういう風に考えたアイデアは、後で見ると、冷静さを欠いていたと反省させられるものになっている場合が多いものではないでしょうか。しかも、「明日の私」は確実に睡眠不足になっている……。

たまにはそういうことがあってもいいと思いますし、せざるを得ない場合もあるでしょう。

しかし、基本的には、アイデアは夜生み出そうとしない方がいいと思います。

夜は明日の準備と予習をして、できるだけ早く寝る。時間に余裕があるときには、勉強をしたり、本を読んだり、家族や友人と仕事とは直接関係のない、明るい話をしたりする。そうすることの方が、アイデアを生み出すという活動にもプラスが大きいはずです。

思考の整理は、ある程度「睡眠中の私」に任せましょう。そうして、翌日、よく寝てすっきりした脳で、またアイデアを考えたり、まとめ上げたりする作業に入っていく。そういう習慣を身につけると、アイデアを生み出す力も安定すると思います。

◇散歩には目と脳を休める効果がある

また、日中でも、脳を休め、リラックスする時間をできるだけ持った方がいいでしょう。

このときポイントになるのは、特に「目を休める」ということです。意識していないと分からないことですが、目から入ってくる情報は、脳に大きな負担をかけています。視覚的注意の集中と拡散を繰り返しながら、周囲の変化に対応しようとしているとき、脳は常に、目から入ってくる膨大な情報の処理に追われている。

そういうことができるのは、人間にとってとても大事なことなのですが、大きな思考をまとめたいときには、時々、その負担から脳を解放してあげた方がいいのです。

そのために私がよく実行するのは、外を散歩するということです。歩いている最中にも、当然視覚は働いていますが、道に迷う恐れがない散歩コースをぼんやりと歩いているとき、脳は視覚情報を処理する負担からかなり解放されていると考えられます。

また、現代人は目そのものを酷使している場合も多いですから、日中に五分間でも目を閉じて休むのも良いことだと思います（このとき目に蒸しタオルを載せて休むと、温熱作用により、周辺の血流がよくなり、疲労回復が早まります）。その間に、脳も休まる。忙しく働き、目を酷使している人ほど、そういう時間を持つことが大切です。

> アイデアをまとめたいときには目を休めよう。
> 夜はできるだけ早く寝て、日中にすっきりした頭で考えよう。

4 社会の「必要」に気づくために大切なこと

◇既存のものとの差異が新しい価値になる

良いアイデアを生み出すには、少なくとも、次の三点が必要だと私は考えています。

Ａ　教科書的な考え（既存のもの）
Ｂ　それに対する自分の考え
Ｃ　社会の現状（現実）

新しい価値を生産するというのは、大きく捉えれば、差異を生み出すことであるはずです。逆に言えば、既存のものとの差異こそが新しい価値であり、それを生み出すためにアイデアが必要になるのだと思います。だとすれば、まったく何もないところから当てずっぽうに考えはじめるのではなく、「すでにあるもの」を土台にして考えた方が早いわけです。

しかし、「すでにあるもの」に何の欠点もないと考えているなら、差異を生み出す必要もありません。そこで、教科書的な考え（既存のもの）とは違う、自分の考えが必要になります。

教科書的な考え（既存のもの）と自分の考えの違いが、社会的に見ても、大きな価値を持つのはどんな場合でしょうか？

それは、「すでにあるもの」が社会の現状（現実）とずれていて、前述の「違い」が、そのずれを埋める場合だと考えられます。

つまり、AとCのずれに社会的な「必要《ニーズ》」が発生し、それを埋めるAとBの違いが「価値」を持つのです。

その関係を認識することが、良いアイデアを生み出しやすくすると思います。

◇自分の仕事に本気で取り組むことがアイデアの芽を育む

AとCのずれに気づくためにも、Aとは違うBを持つためにも、自分の仕事に一所懸命に取り組み、現場での実体験を大切にすることが重要です。

たとえば、私はもう三〇年以上脳の臨床医をしていますが、そうすると、教科書的な考えに当てはまらない患者さんに出会う機会も多くなります。

その症例をデータとして蓄積していくと、そこにいくつかの傾向が見えてくることがある。

教科書的な考えと現実のずれが分かってくるのです。

同時に、個々の患者さんたちをどうやったら治せるか、試行錯誤していると、その治し方にも教科書的な考えにはない一定の原則があることが分かってくる。常識とは違う自分の考えが確立されてくるわけです。それは小さくとも、社会的に価値のあるアイデアと言ってよいものでしょう。

こういう経験は、臨床医であれば、多かれ少なかれ誰でも持っているものだと思います。

どんな職業でも、同じようなことがあるものではないでしょうか?

たとえば、営業マンとして会社の商品を売っているうちに、世間的にはベストだと思われている商品に対して、不都合や物足りなさを感じている人が少なからずいることに気がつく。あるいは、お客さんがそれを口にしなくても、「このお客さんにこういうものを提供してあげれば、もっと喜ばれるのではないか」ということを感じる機会が増えてくる。

その、直接聞いた意見や潜在的意見に共通項が見いだせるとしたら、それは社会的な「必要」であると考えていいでしょう。自分が接していない、もっと膨大な数の人たちも同じニーズを持っているかも知れません。

同時に、個々のお客さんたちの期待に応え、より大きな満足感を与えられるようなものを提供するにはどうすればいいかということを考えているうちに、その対策にも一定のパターンがあることが分かってくる。既存のものとは違うものを生み出す着想が得られるわけです。

無理なく価値のあるアイデアを生み出せるのは、そういうときだと思います。

実際には、アイデアはもっと性急に会社やクライアントから求められるものだと思いますが、普段からそういう意識を持って仕事に取り組んだり、現場に接したりしていることが、いつの間にかアイデアの芽を育んでいると考えられるのです。

◇「一人の役に立ちたい」という思いから出発する

社会の現状を知るというと、すぐに「リサーチをしよう、データを集めよう」という発想になりがちですが、個々の事例を分析することなく集めたデータは、有効性の低いものにならざるを得ないのではないかと思います。

たとえば、パソコンの使用時間と物忘れを自覚している人の数をリサーチしたところ、そこに比例の関係が見られたとします。そういうデータを見ると、パソコンの使用時間が長い人ほど物忘れをしやすい、さらには、パソコンは脳に悪い、と考えたくなりますが、現実には奥行きがあるのです。個々の事例を先に見ていると、パソコンの使用時間が長くても物忘れとは無縁の人もいるし、短くてもひどい物忘れをする人はいる。そういう変化の部分にこそ、重要な情報が含まれている場合がよくあると思います。

これはまだ結論とは言えないような私見ですが、参考までに書いておくと、私が把握している限り、パソコンの使用と物忘れの関係は、「パソコン以外のことをしている時間がどれだけあるか」「特に、目をよく動かしている時間がどれだけあるか」「睡眠時間を削ってまでパソコンをしたり、生活のリズムを崩したりしていないか」「運動不足になっていないか」「人と面と向かって会話している時間がどれだけあるか」といった部分に注目して考えた方がいい場合が多いと思います。

そうすると、単純に「パソコンを使用する時間を減らしましょう」ということではなく、人に応じて、「意識的に目を動かしましょう」「生活のリズムを整えましょう」「一日に何歩は歩くようにしましょう」「話す相手がいない人は、音読でもいいから発語する量を増やしましょう」ということが、有効で具体的なアドバイスになるのではないかと考えられるのです。

そういう個々の事例の分析から出発した仮説を自分の中に持っておいて、「この仮説に当てはまる人はどれくらいいるだろうか」という風にデータを蓄積していく。

分かりやすい言葉で言えば、まずは「一人の役に立ちたい」という思いから出発して、「そのアイデアに普遍性があるか」ということをデータによって確かめていく。

実際には、個々の事例の分析とデータの収集を並行して行っていくものだと思いますが、基本的には、そういう考え方を持つと、有効なアイデアを生み出しやすくなると思います。

それを自分の仕事に本気で取り組むことによって果たせたらもっといいわけです。

ここでは、次のようなポイントを覚えておいて下さい。

> 教科書的な考え（既存のもの）との差異が、新しい価値になる。
> 現場での実体験から現実の奥行きを学び、自分の考えを確立させよう。

5 考えるほど、問題が複雑化してしまうとき

◇「答えにくい質問」はどんなものか？

近年の脳ブームの中で、私も新聞社や雑誌社の取材を受ける機会が多くなりました。勉強になることも多いので、時間があるときにはできるだけ受けるようにしているのですが、その中で時々、「こういう質問をされると答えにくいものだな」と感じることがあります。

それはたとえば、次のような質問をされたときです。

「最近、物忘れをする人が増えていると聞きます。その対策を教えて下さい」

こういう質問をいきなりされると答えにくいのは、「誰が物忘れをしているのか」「どんな人の役に立つ対策を話せばいいのか」という前提条件が分からないからです。

一口に物忘れと言っても、年代や症状のレベルによって、問題の質がまったく違って

きます。

行動が少なくなっている高齢者の方がひどい物忘れをするようになっているなら、治療としてのリハビリを始めるべきかも知れませんし、定年退職後の方が、急に記憶力が衰えたように感じているなら、意識的に社会と接する機会を増やし、その中で脳を使う努力をすべきかも知れません。一方で、働き盛りの人が物忘れを訴えて外来を訪れるケースで多いのは、記憶力が低下しているわけではなく、忙しすぎて、寝ていなかったり、情報を整理する時間がなかったりするときです。若い世代の方が「何となく思い出せないことが増えた」と感じているときには、生活のリズムが滅茶苦茶になっていたり、いつの間にか情報を覚える努力をしなくなっていたりするケースがあります。

つまり、どんな人が物忘れをしているのかによって、考えられる対策も違ってくるのです。

こういうときには、たとえば、次のような補足をつけて質問していただけると、答えやすいと感じます。

「本誌の読者は、主に二〇~三〇代の働く女性です。今回の特集では、『仕事に役立つ脳の使い方』を読者に紹介したいと考えています。まず、最近、物忘れをする若い人が増えていると聞きますが……」

こう聞かれれば、千差万別とも言える物忘れのパターンとその対策の中で、何を話せばいいのか、何を話さなくていいのかを考えやすくなります。私が実際に診察・治療した二〇〜三〇代の働く女性を例に挙げて、説明することもできる。限られた取材時間の中でも、私なりに、より読む人のためになるであろう話をしやすいのです。

前提条件が分からないと、焦点が定まらず、あれもこれも話さなければいけないような気がしてしまい、どうしても取り留めのない話になってしまいます。

あらかじめ書いておきますが、ここで言いたいのは、そういう取材をするインタビュアーの方々が悪いということではありません（私が未熟なせいも多分にあると思います）。アイデアを考えるときにも、同じことが言えるのではないか、ということです。

◇話がこじれていくときの特徴

もう一つ、私が答えにくいと感じるのは、次のような質問をされたときです。

「今回の記事では、『仕事や勉強に役立つ脳トレ』を広く紹介したいと考えています。先生は、朝一定の時間に起きること、少し体を動かしてから仕事や勉強に入ることを勧めていますよね？　それにはどんな脳トレ効果があるのでしょうか」

一見すると理路整然とした質問ですが、じつは私にとって答えにくい理由があります。私は、「朝一定の時間に起きること」「少し体を動かしてから仕事や勉強に入ること」の大切さをいろいろなところで書いたり話したりしていますが、それは「脳を鍛えるため」ではないのです。

脳を上手く使うために必要なのは、鍛えることばかりではありません。生体としての脳は、リズムとバランスを取りながら動いているものですから、生活のリズムを整えて、脳のバイオリズムを安定させること、頭を使うだけでなく、体を動かして、思考系と運動系のバランスを保つことも大切です。前述の二つの習慣は、そのための対策に当たります。

そのことをインタビュアーの方に話して、すぐに理解していただければいいのですが、「脳トレとして紹介する」と決めきられていると、どうしてもそこにこじつけようとされてしまう。そうすると、話が噛み合わなくなり、いろいろな無理が生じてきて、それを解消するために、余計な話をたくさんしなければならなくなる。結果的に、お互いが知恵を絞り合うほど、話が本質から遠ざかっていくように感じられることがあります。

◇「主観の世界」と「現実」のバランス

取材ではなく、アイデアを考えているときにも、同じようなことがあるのではないでしょうか？

つまり、次のような問題があると、アイデアを深めていくことが難しくなる。

・前提条件がよく分かっていない。
・設定したゴールが現実と合っていない。

前提条件がよく分かっていないときにアイデアを考えると、広く浅いアイデアが無数に思い浮かんでしまい、収拾がつかなくなるものではないかと思います。

どんなジャンルでも、現実は多様なものです。考えれば考えるほど、その多様さが分かってくるので、いくらたくさんアイデアを出しても、カバーしきれない部分を脳が発見してしまう。複数人で話し合っていても、焦点が定まらず、一つのアイデアを深めていくという方向になかなか向かわない。そうなっているときには、前提条件をはっきりさせる、あるいは再確認することが必要だと思います。

どんな人の役に立つ物事を考えようとしているのか、誰のためのアイデアなのかを脳に認識させ、思考の拡散を防ぐのです。

また、アイデアを具現化しようとしているときに、一つの問題を解決しようとすると、二つの問題が発生してしまう、その二つの問題を解決しようとすると、すでに成り立っている別の部分が壊れてしまう……という悪循環が無限に続くかのように感じられることがあると思います。

こういうことは、どんな問題解決にもある程度は付き物だと思いますが、それがあまりにも長く続くときには、設定したゴールが間違っていることを疑ってみる必要があるでしょう。

脳の中の世界は、基本的に「主観の世界」です。そこで正しいと思えることが、現実に適合しているとは限りません。現実は現実として、動かしがたいものとしてある。それをいつも冷静に把握して、脳の中のアイデアを柔軟に変えていこうとしないと、簡単に解決できるはずの問題でも複雑にこじれてしまいます。

主観的な判断によって、問題解決のゴールを設定することは、もちろん大切です。それをしないと、進路の選択肢が無限に広がってしまいます。しかし同時に、現実に合わせてゴールを変える、ということもできなければいけません。大切なのは、アイデアを具現化させることではなく、より多くの人の役に立つということだと思います。

前述のような質問をするインタビュアーの方々にも、最終的には感心させられるのは、ほとんどの場合、次のように仕切り直して下さるからです。

「先生が、朝一定の時間に起きること、少し体を動かしてから仕事や勉強に入ることを勧めてらっしゃるのは、脳を鍛えるためではなく、脳の状態を整えるためであることがよく理解できました。それはそれとして、記事に盛り込みたいと思います。その上で、改めてうかがいたいのですが、先生は、脳トレとしてどんなことが有効だと思われますか？　脳を鍛えることと、脳の状態を整えること。両方揃っていた方が、より多くの読者の悩みに応えられる記事になると思うんです」

そういう風にゴールを修正して下さったおかげで、私もスムーズに話せたという経験が、実際によくあります。

ポイントとして、次のことを覚えておいて下さい。

> 前提条件を繰り返し確認し、現実を冷静に把握しよう。
> 問題解決のゴールは一つではない。

第5章

気持ちの整理術

1 脳を安定させる「感情のリスク・コントロール」

◇不快な刺激を相対的に減らす

私たちは、自分の脳に感情が発生することを意志により止めることはできません。嫌なことを嫌だと感じる。面倒なことを面倒だと思う。そういう反応は、人間である以上、どうしても起こってしまいます。

感情を理性的にコントロールする方法として有効なのは、感情そのものではなく、感情を発生させる刺激をコントロールしようとすることです。

その方法には、大きく分けて次の二通りの考え方があると思います。

・感情を発生させる刺激を量的にコントロールする。
・脳に入力された情報（＝記憶）に対する解釈を変える。

ここではまず、前者について考えてみましょう。

感情を発生させる刺激の量的なコントロールには、二つの側面があると思います。一つは、快・不快のバランスを整えること。もう一つは、強弱のバランスを整えることです。

あまりにも嫌なこと、面倒なことばかり続くときには、それを少しでも減らさなければいけません。しかし、嫌でも大変な仕事をしなければならない時期はありますし、苦手な人たちとも付き合っていかなければならないこともありますから、不快な刺激を物理的に減らす、ということには限界があるでしょう。

そこで大切になってくるのが、不快な刺激を「相対的に減らす」ということです。つまり、「嫌だな、面倒だな」と思うような予定が重なっているときには、それらとは別に、自分にとって好ましい、快の感情が発生するような予定を入れる。

辛い仕事や勉強が長く続くときには、それが終わる頃に、思いきり楽しめるような行事を計画する。

それで不快な刺激が消えてくれるわけではありませんが、そうすることで、長い目で見たときの快・不快のバランスが整えられ、脳が感情的に不健康な状態になることを防ぎやすくなるのです。それが意欲や実行力を安定させることにもつながります。

◇「強い不快＋強い快」では平衡が保てない

ただし、このときに注意していただきたいのは、感情のコントロールには「強弱のバランスも大切」ということです。

すごく不快なことの後に、すごく快いことを続けた場合、数学的に考えれば、プラスマイナスゼロということになりそうですが、脳の世界では、そうはなりません。

強い不快の後に強い快が続く、あるいはその逆の状況が繰り返されていると、感情的な波立ちが大きくなりすぎ、平衡を失いやすくなります。その結果、冷静さを欠いた、極端なことばかり考えやすくなる場合もある。

そうなることを防ぐためには、快でも不快でも、強い感情が発生した後には、感情があまり発生しない地味な仕事や勉強をコツコツやっているような時期、時間帯を設けるようにした方がいいでしょう。

こういう感情のリスク・コントロールは、刺激を受けやすい時代に生きている現代人にとって、重要なスキルだと思います。

脳の活動を安定させるために習慣化するべき、と言ってもいいでしょう。

◇感情のコントロールは6・3・1のバランスで考える

私は、「感情を発生させる刺激の量」を6・3・1のバランスになるように整えるのが、ちょうどいいと考えています。

自分にとって「好ましいこと、楽なこと」が6（その中には、面倒だけれど自分のためになることが分かっている仕事や勉強、快・不快どちらの感情も発生しないルーティンワークのようなものも含まれると考えて下さい）、それに対して、「少し嫌なこと、面倒なこと」が3、「すごく嫌なこと、面倒なこと」が1の割合になるように予定を調整するのです。

理想論として言うなら、「嫌なこと、面倒なこと」をもっと減らして、「好ましいこと、楽なこと」の割合を10に近づける方が、感情のリスク・コントロールとして望ましいのではないかと思われるかも知れませんが、それは脳にとって良くない考えです。

◇脳は「省力化」を志向している

「働きアリを見ていると、そのうちの何割かは働いていない。その働いていないアリを取り除いて、働いているアリだけを残すと、そのうちの何割かはやはり働かないアリになる」という話を聞いたことがあると思いますが、脳の性質には、これと似たところがあります。

つまり、脳は常に「省力化」に向かおうとするのです。

たとえば、非常に辛いと感じる仕事をしているときのことを考えてみて下さい。その他の仕事が自分にとって「好ましいこと、楽なこと」であるように思え、「そういう仕事だけして給料をもらえていたら、不満はないのに」と考えると思います。ところが、実際にそういう仕事だけしていればいい状況になったら、どうなるか？　自分にとって「好ましいこと、楽なこと」だったはずの仕事の何割かが、「嫌なこと、面倒なこと」になり、結局、「それさえなければ不満はないのに」と思うようになるはずです。

人間関係でも、同じようなことがあると思います。

誰にでも、「あの人とさえ付き合わなくてよくなれば、あとは好ましい人たちばかりなのに」と思うような苦手な人がいるものです。しかし、実際にそういう人と付き合わなくてよくなってみると、どうなるか？　すべての人間関係に居心地の良さを感じていられるのは束の間で、そのうちに、自分にとって好ましい人たちばかりだったはずの知人の何割かを「苦手だ」と思うようになり、その中の誰かを「すごく苦手」と感じるようになり、「あの人と付き合わなくてよくなれば」と考えるようになると思います。

つまり、私たちが何を自分にとって「好ましいこと、楽なこと」だと判断するかは、絶対評価ではなく、相対評価である側面が大きいのです。

そのため、自分にとって「嫌なこと、面倒なこと」をなくすと、次の「嫌なこと、面倒なこと」が発生してしまいます。

◇「嫌なこと、面倒なこと」はなくならない

私はこれまでの著書の中で、「脳は基本的に怠け者であり、楽をしたがるようにでき

ている」と書いてきました。

脳神経細胞のネットワークは長い期間使われなければ自動的に省略されていくし、脳は不快を避けようとする原理により、むしろ積極的に、稼動するネットワークを減らそうとしているようなところがあります。これは言い換えれば、省力化のシステムです。脳にそういう性質がある以上、どんなに「好ましいこと、楽なこと」だけしようとしていても、おそらく「嫌なこと、面倒なこと」を完全になくすことはできません。脳はそれを常に発見してしまうでしょう。仕事や人間関係を自由に選べる環境で、そういう脳の性質に従っていると、活動の規模がどんどん小さくなっていき、最終的には、「何もしないで一人でいるのがいちばん楽だ」というところに行き着くと思います。

少しくらい「嫌なこと、面倒なこと」はあって当然だと考え、受け入れるようにしましょう。

時には、「すごく嫌なこと、面倒なこと」をするのも大切だと思います。そういう刺激があるから、他のことが「好ましいこと、楽なこと」に感じられている面もあるのです。

しかし、不快な刺激ばかり受けていたら、脳を感情的に不健康な状態にしてしまう恐れがありますから、快・不快のバランス、感情の強弱のバランスを理性的に整えることも大切です。「好ましいこと、楽なこと」が「少し嫌なこと、面倒なこと」と「すごく嫌なこと、面倒なこと」の総量を少し上回るくらいのイメージで、日々の活動を調整できると、理想的ではないかと思います。

ここでは、次のポイントを覚えておいて下さい。

> 「嫌なこと、面倒なこと」は完全にはなくならない。
> 感情のコントロールは6・3・1のバランスで考えよう。

2 解釈を変え、不快をやわらげる方法

◇感情は記憶に対する解釈に付随している

次に、感情をコントロールするために、「脳に入力された情報（＝記憶）に対する解釈を変える」ということを考えてみましょう。

感情は基本的に、自分が聞いたり読んだりした言葉や体験した出来事に直接結びついているものではありません。その記憶と、それに対する自分の解釈に付随して発生しているものです。

そのため、同じ言葉や体験でも、それに対する自分の解釈を変えることによって、快の刺激にも不快の刺激にもすることができます。

たとえば、上司から注意を受けたときのことを考えてみて下さい。最初は不快に感じ、ムッとするかも知れませんが、その注意が本当に自分のためになると考えられれば、不

快感は小さくなるでしょう。その上司が自分に目をかけてくれているからこそ、そういう注意をしてくれたのだと解釈できれば、最初は不快に感じた言葉を快い記憶として思い直せるかも知れません。

そういう解釈の変更を必要に応じて理性的に行っていくのも、感情をコントロールする重要な方法です。

ここでは、それを容易にする思考法をいくつか紹介しておきましょう。

◇「他人の脳」で考える

脳に入力された情報の解釈を変える分かりやすい方法の一つは、「他人の脳」で考えるということです。

人から厳しく批判されたときのことを例にして考えてみましょう。

人間には、自己防衛の本能がありますから、自分を悪く言われたり、自分にとって不利益な行動をとられたりすると、最初はどうしても不快に感じます。そのときに、「なぜこんな目に遭わなければいけないんだ。絶対に許せない」と、思考系までもが自己防衛の考え方だけに終始してしまうと、不快な感情がどんどん増幅され、最後には相手を攻撃しなければ収まらなくなってしまいます。これでは、動物と変わりません。

人間は社会的な生き物です。社会は、自分とは違う考え、価値観、要求、感情などを持つ人たちによって構成されています。それをある程度思いやれるということが、社会の一員であるための重要な条件であるのと同時に、自分の感情を変える力の礎にもなります。

当たり前のことですが、自分を批判してきた相手にも、求めているもの、守りたいもの、自己防衛の本能、その時々の気分などがあります。まず、それを理解しようと努めることが大切です。

相手の立場に立ってみて、どんな苦労をしているか、どんな不満を持っているか、その人から自分はどう見えているか、ということを想像してみる。そうすると、

「部下からこういう突き上げをされているから、その批判を私に向けているのかも知れない」

「家族で過ごす時間を大事にしたい人なのに、それを奪われているから、余計に腹を立てているのかも知れない」

と分かってくることがよくあると思います。

その「他人の脳で考える」ということをしばらく続けていると、人から批判されたり不利益な行動をとられたりして最初に感じた不快は、かなり消えているはずです。

その相手のために何をしてあげればいいか、お互いが得をする問題解決の手段はないか、ということを考えると、さらに冷静さを回復できることもあるでしょう。

◇社会全体の感情のバランスを考える

もちろん、相手の立場に立って考えてみて、やはり理不尽だとしか考えられない場合もあると思いますが、そういうときには、「社会的な脳で考える」ということが有効です。

たとえば、私は財団内の会議などで、経営者として批判されることがあります。その中には、どう考えても理不尽だとしか思えない批判もあるのですが、そのときには、

「私に批判をぶつけたことで、相手の感情はプラスになったかも知れない」

という考え方をします。

組織全体として感情のバランスが整うことを歓迎するのです。

社会の中で役割を持って生きていると、得をすることがある反面、どうしても「割を食う」ということがあり、不快が発生しますが、そういうときには、「社会的な脳で考える」ということが、自分の感情をコントロールする上でも大切だと思います。

◇「松下幸之助さんならどう考えるか？」

「他人の脳で考える」というのは、相手の立場に立って考えたり、社会全体の感情のバランスで考えたりするということだけではありません。時には、「自分が尊敬しているあの人ならどう考えるか」という考え方をするのも一つの方法だと思います。

たとえば、クレームを受けて腹が立っているときに、「松下幸之助さんならどう考えるか」という風に考えてみる。松下幸之助さんの著作や発言集を見ると、いろいろな機会に、「クレームをいただけるのは、ありがたいことだ」と発言されています。人柄の温かさや仕事熱心さが伝わってくる文章や発言を読んでいると、本気でそう考えておられたのだろうということが伝わってくる。その松下幸之助さんの脳で考えてみるのです。

尊敬できる人がいるというのは、感情をコントロールする上でも、とても貴重なことだと思います。

この場合の「他人」というのは、歴史上の人物でもかまいませんし、実在しない人物でもかまいません。それが自分にとって有効であれば、「あの映画の主人公だったらどう考えるか」という考え方をするのも良いと思います。大切なのは、他人の脳で考えることにより、情報に対する解釈を変え、感情を変えようとすることだからです。

◇時間的視野を広げ、得てきたものを確認する

脳に入力された情報の解釈を変える、もう一つの分かりやすい方法は、「時間的視野を広げる」ことです。

ここでは、何か大きな失敗をして、損害を被ったときのことを例にして考えてみましょう。

記憶には、新しく脳に入力された情報ほど鮮明に思い出せるという原則があります。従って、その記憶に付随する感情も、新しく発生したものほど強く残っている。

その結果、遠い過去に得たものより、近い過去に失ったものの方を大きく感じやすい。

この性質を思考の力で超えて、必要以上にネガティブになることを回避するには、「より長い時間の枠組みの中で損得を捉える」習慣を持てばいいと考えられます。

たとえば、仕事で何か大きな失敗をして、立場を失ってしまった。それは確かに、今の自分にとって大きな損害かも知れません。しかし、より長い時間の枠組みの中で考えれば、今回の失敗をするまでに得たものもたくさんあったはずです。

仕事の中で得た知識、経験、お金、人脈……。それらをすべて失ったわけではないでしょう。

その得てきたものの中で、変わらずに残っているものは何でしょうか？

それを一つずつ確認していく。

ただ脳の中で思いを巡らせるだけでなく、書き出してみると、もっといいと思います。

特に、知識や経験、人脈というのは、人が生きていく上でもっとも役に立つ財産だと思いますが、それらはそう簡単にすべてなくなるものではありません。その、今手元に残っているものを有意義に使って、態勢を立て直していくことを考えましょう。

私も、これまで生きてきた中で、非常に大きな痛手を被ったことが何度かありますが、そのときには、自分が得てきたもの、今手元に残っているものを確認し、最終的には、

「愛知県の田舎から何も持たずに上京してきたんだから、帰るときにカバン一つ持っていればプラスだ」

と考えて、前向きさを取り戻すようにしてきました。

損害を被ったという経験自体も、長い目で考えれば財産になるはずなのです。

◇「得をする役」ばかり担っているのは良くない

社会というのは、一つの舞台のようなものだと私は考えています。

その中には、主役もいれば脇役もいる。勝つ役の人もいれば、負ける役の人もいる。喝采を浴びる役の人もいれば、罵倒される役の人もいる……。

そういう多様な役者が揃うことで成り立っている社会の中で、自分一人がいつも主役、勝つ役、喝采を浴びる役でいられるというのは、良いことではないかも知れません。

それは、自分以外の誰かに、脇役、負ける役、人から罵倒される役を押しつけ続けていることでもあるかも知れないからです。

また、いつも良い役、得をする役ばかり担っていると、社会の中で自分を相対的に捉えることや、相手の身になって考えるということも難しくなってしまいます。

それがより大きな転落につながることもあるでしょう。

大きな失敗をして、損害を被ったときは、「今はこういう役を担う時期なのだ」と考えてみるのも良いと思います。

今の自分がすべてではなく、また、自分一人の損得がすべてでもないのです。


好ましくない情報に対する解釈を変える方法。

時間的視野を広げる、「他人の脳」「社会的な脳」で考える。

3 目標を持っている人はなぜ強いのか

◇人生の荒波を乗り切るために、自分という船の舵を取る

精神的にタフな人のことを考えてみましょう。

世の中は、自分を理性的にコントロールする努力をまったくしないで、常に冷静・前向きでいられるほど甘くはありません。逃げ出したくなるほどの不安やプレッシャーを抱えながら、仕事や勉強を進めなければならない時期、苦手な人たちと付き合ったり、人からの批判を受け止めたりしなければいけない時期、大きな損害を被って、すべてを失ったかのように思える時期……。そういう時期も、生きていく中にはあるものです。

人生を航海にたとえて考えてみましょう。

湖面のように穏やかな海を気持ちよく進んでいける日ばかりならいいですが、なかなかそうはいきません。雨の日もあれば、風の日もある。暴風雨に見舞われる日もあると

思います。

そこを乗り切っていくためには、しっかりと舵を取らなければいけません。この舵を取るということが、再び人生に話を戻して言えば、自分を理性的にコントロールすることです。

雨や風は、感情を発生させる刺激だと考えて下さい。それを受けて船が動揺している。一時的には、その状態に船体を任せ、風雨が去るのを待つしかない時期もあると思いますが、どこかで舵を取り直さなければいけません。船が倒れてしまったり、どこかへ流されていってしまったりしないように、自分の意志でバランスをコントロールしていく。あるいは、風雨を味方につけることを考える。時には、嵐から逃れるために、避難した方がいい場合もあるでしょう。

そうやって、舵を取って難局を乗り切った経験を積み重ねれば積み重ねるほど、安定した航海ができるようになる。人が生きていく中で訪れる困難な時期を乗り切っていくのが上手くなるのです。そういうスキルを身につけているのが、精神的にタフな人の一面ではないでしょうか。

本書では、主に第2章と本章で、その技術を解説してきました。

◇「悲しさや悔しさをバネにする」ということ

ここで、もう一つだけ付け加えておきたいのは、「人生には目標が要る」ということです。

目的地を持たない航海が、茫漠とした海を彷徨《さまよ》うだけになってしまうのと同じように、人生も目標を持っていないと、その時々の刺激を受けて、感情的に動かされているだけの頼りないものになってしまいます。

特に現代のような変化の大きい時代には、自分なりの目標を持っているということが、とても重要です。

目標を持っている人は、自分が今何をするべきか、自分にとって何が大事かということを判断しやすく、それが分からないことに起因する余計な不安や混乱を避けやすい。それで感情を安定させやすいということがまず言えると思います。

また、不快な感情を発生させる刺激を受けたときにも、それを相対的に「小さなこと」にしやすい。前述の6・3・1のバランスを整えやすいのです。

さらに言えば、発生した不快な感情を早く消しやすいということもあると思います。感情は本来、時間が経ち、記憶が古くなっていくにつれて、減衰していくはずのものです。その減衰を早めるには、感情を増幅させる思考を繰り返さないように（くよくよ考えないように）、別の活動に脳を使うことが有効だと考えられます。

明確な目標を持っている人は、自然とそこに向かいやすいので、「その時の感情」だけにとらわれにくい。辛いことや悲しいこと、悔しいことなどがあったときには、何かに打ち込んだ方がより早く忘れられるということを経験的に知っていれば、目標に向かう活動をより充実させようとするでしょう。それが結果的に、「悲しさや悔しさをバネにした」ということになるのだと思います。

メジャーリーグで活躍する松坂大輔投手が、横浜高校の恩師・渡辺元智監督から授かった次のような言葉を座右の銘にしていると語っていました。

「目標がその日を支配する」

良い言葉だと思います。

私なりに勝手なアレンジをさせていただくなら、「その日の感情」だけに支配されないようにするために、目標を持ち、自分をそこに向かわせようとする。その理性的なコントロールにより、日々の活動を安定させていくことが大切なのです。

◇目標は出力した言葉の中から発見するもの

現代は、具体的な目標を持つことが難しい時代になっていると思いますが、次のように考えてみると、目標をはっきりさせやすくなるのではないでしょうか。

・自分は将来、どうなりたいのか？（また逆に、どうなりたくないのか？）
・どういう手段で目標に向かっていきたいのか？（どんなことをしたくないのか？）
・誰のためにそうなりたいのか？（自分にとって大事な人は誰か？）

第1章でも書きましたが、自分が何かを「好きだ」ということだけでなく、「嫌いだ」「嫌だ」という判断も、人を動かす原動力になり得ます。「どうなりたいか」だけでなく、「どうなりたくないか」ということも考えることで、目標の方向性が定まりやすくなるでしょう。

また、そこに至る過程での指針をはっきりさせるためには、自分の信念や美学といったものが大切になってきます。それが二つ目の自問に対する答えです。

たとえば、

「自分はエンジニアとして、ヒット商品の開発に携わり、社会的な成功と共に大きな収入を得たい」

「それを実現させていく中でも、多くの人の役に立つものをつくっていきたい」

そういう、自分の中にある考えを明らかにしてみる。

さらに、自分にとって「いちばん大切な人は誰か」ということを考えることが、目標やそこに向かうための軌道を明確にするということもあるでしょう。それはたとえば、

「家族を幸せにするためにも仕事で成功したい。時には、仕事を軽くしてでも、家族と過ごす時間を大事にしよう」

ということかも知れませんし、まだ若いうちには、

「両親を喜ばせるために、こういう職業に就こう」

「恋人と結婚するために、できるだけ安定した収入が得られるようにしよう」

ということかも知れません。

「誰のために」を考えられる人は、目標に向かっていく力も強いものです。

それらをただ漠然と頭の中で考えるのではなく、書きながら考えることが大切です。目標は脳の中で自然と具体的になっていくものではなく、自分が人に話したり、書いたりした言葉、つまり、出力した思考の中から発見するものだと思います。最初はたくさん選択肢が出てきてしまってもかまいません。書いたり消したりしながら、現時点で、自分がより重要だと思える選択肢を残していきましょう。

◇目標は中間地点を設けることで実現させやすくなる

よく言われることですが、遠すぎる目標は、実行に結びつきにくいものです。そこに到達するまでのプロセスが多すぎて、具体的に「何をすればいいのか」を考えにくい。目標に着実に近づいていくためには、より実現させやすい、「とりあえずそこを目指して頑張ろう」と思える中間的な目標を設定していく必要があります。再び航海にたとえて言えば、遠洋航海に出る途中の寄港地を決めていくのです。

たとえば、

「二〇代のうちに、こういう資格を取り、こういう仕事を経験しておこう」

「三五歳までに、住宅購入の資金として、これだけのお金を貯めよう」

という風に、年齢を基準にして考える。

あるいは、もう少し手近なところまで目標を引き戻してきて、

「今年中に、この資格試験のこの科目だけは合格しておこう」

「毎月これだけのお金を貯めていこう」

と考える。

もちろん、その目標は、後で変わってしまっても一向にかまいません。むしろ、自分の成長や環境条件の変化に応じて、目標も少しずつ変わっていくのが当然でしょう。人生という航海においては、目的地の変更は付き物です（私も、五〇代後半になった現在、私立病院で「高次脳機能外来」を開設し、財団の理事長をしているなどという未来は、若い頃には予想だにしていませんでした。だから人生は面白いとも言えます）。

それでも、自分を理性的にコントロールしながら、どこかに向かって進んでいくため

に、「その時の目標」を持っていることが重要なのです。

◇日々誰かの役に立っていることも大切

同時に、社会の中で自己実現を果たしていくためには、日々誰かの役に立っているということも大切です。

自分の目標に向かっていく活動と同じくらいに、それも大事にしていく。

今の自分が深く関わっている人たちの顔と名前を思い浮かべながら、「その人たちに対して、自分はどんな役割を担っているか」「『明日の私』は何をするべきか」ということを考えていく。

そして、それを実行することによって得られる人からの感謝や評価を、自分の目標に向かっていく活動のエネルギー源にしていく。

やる気が起こらないときには、できることから始め、作業興奮を発生させる。

毎日の活動に変化をつけ、疲れているときにはよく休む。

そういうことも含めた、自分の理性的なコントロールが、感情を安定させ、冷静・前向きな自分を保ち続けるために、とても大切だと思います。
最後に、次のようなポイントを覚えておいて下さい。

目標を具体的にすることが、自分の理性的なコントロールを容易にする。
人生の荒波に負けないよう、しっかりと舵を取ろう。

あとがきに代えて――「待つ」ということの大切さ

人生は、思い通りにならない時間が長いものだと思います。

仕事で大きな成功を収めるためには、どうしても五年一〇年かかりますし、医師や弁護士のような職業に就くためにも、志してから何年もかかる。その間、自分が欲しい果実は手に入りません。もしかすると、五年一〇年経っても、手に入らない場合もあるかも知れない。

人生は、そういう時間の連続です。

だからこそ、その間をどう過ごすか、ということが大切になってきます。

自分の欲しい果実を手に入れるために、目標に向かって努力し、いろいろなアプローチをすることはもちろん大切ですが、時機が来なければ手に入らない成功もあるものです。

自分の経験が足りていないために手に入らなかったり、経験は足りているものの、状況が整わないために手に入らなかったりする。逆に言えば、その両方が揃ったときに、それまで絶対に乗り越えられないかのように思えていた壁が、簡単に乗り越えられたりすることがあると思います。その間は、辛抱強く待つしかありません。

この「待たなければいけない」ということが分かるかどうかが、現代という難しい時代を生きるために、とても大切なのではないかと私は最近考えています。

私の外来を訪れる、意欲が起こらなくなっている人、思考が混乱している人、ひどい物忘れをする人を見ると、「あまりにも焦りすぎている人たち」が多いのです。

時機が来なければ手に入らないような成功が今手に入らないことに失望して、意欲を失っている。

あるいは、無理な計画を立てて、それを「やらなければいけない」という思いに潰されそうになっている。

特に若い世代に、そういう人が増えている印象があります。

現代は、何でもスピードアップが求められる時代ですし、先行きが不透明な時代の中で、「早く成功しなければ」と焦る気持ちもよく分かります。

しかし、これだけは覚えておいて下さい。

焦って情報を脳に詰め込もうとするほど、基礎的な積み重ねを省略しようとするほど、脳を上手く使うことは難しくなります。その理由を本書では繰り返し書いてきました。

脳は「少しずつ」「一歩ずつ」がもっとも合理的であるようにできています。

待たなければいけない時間が長い人生の中で、少しずつ情報を脳に入力し、有効な知識を着実に増やしていく。思考と気持ちを整理し、目の前の問題を冷静に解決しながら、目標に向かって一歩ずつ進んでいく。自分を成長させていく。結局はその方が早いはずです。

もちろん、「時間の制約」を設けて、緊張感を持って仕事や勉強をすることも大事なのですが、同時に、「時が来るのを待つことも大切」と考えるようにして下さい。

三六五日、五〇年間働ける人が、最後には勝つと私は考えています。

前著『脳が冴える15の習慣』では、現代人に多い「何となく頭がぼんやりしている。記憶力や集中力、思考力が衰えたように感じている」という状態を「冴えない脳」と定義し、それを改善させ、仕事ができる脳、若々しい脳を取り戻すための習慣を書きました。

それに対し、「社会が目まぐるしく変化している現代という時代の中で、逆境や困難に直面したとき、それをどう乗り越えていけばいいか。冷静・前向きに自分の人生を切り拓いていくために、何が大切か」ということを脳から解説しているのが本書です。『脳が冴える15の習慣』の前編に当たる『フリーズする脳』も合わせて、三冊ともお読みいただけると、脳を上手く使うコツをより深くご理解いただけると思います。

最後になりましたが、本書を読んで下さった読者の皆様、どうもありがとうございました。本書が少しでも皆様のお役に立てば、これに優る喜びはありません。もし分かりにくいところがあれば、気軽に第三北品川病院の高次脳機能外来を訪ねてきて下さい。

皆様の脳がいつまでも健康であることを心よりお祈り申しあげております。

二〇〇八年三月

築山　節

企画・構成＝東京ライターズ・アクト
校正＝鶴田万里子
イラスト＝森田秀昭
DTP デザイン＝佐藤裕久

築山 節（つきやま・たかし）

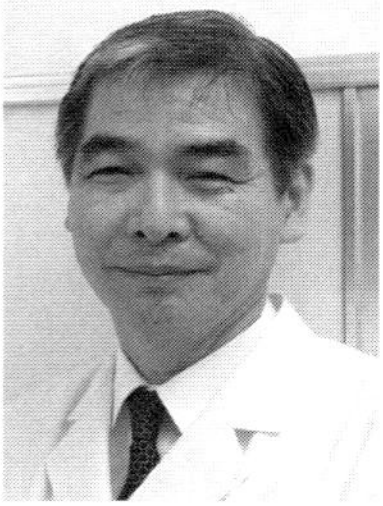

財団法人河野臨床医学研究所理事長。1950年、愛知県生まれ。日本大学大学院医学研究科卒業。医学博士。埼玉県立小児医療センター脳神経外科医長、河野臨床医学研究所附属第三北品川病院長を経て現職。脳神経外科専門医として数多くの診断治療に携わる。92年、脳疾患後の脳機能回復を図る「高次脳機能外来」を設立。著書に『フリーズする脳』『脳が冴える15の習慣』（共にNHK出版）ほか。

NHK出版 生活人新書 250

脳と気持ちの整理術 意欲・実行・解決力を高める

二〇〇八（平成二十）年四月十日 第一刷発行
二〇〇八（平成二十）年五月三十日 第四刷発行

著者 築山 節

発行者 大橋晴夫
発行所 日本放送出版協会
〒一五〇―八〇八一 東京都渋谷区宇田川町四一―一
電話 （〇三）三七八〇―三三二八（編集）
（〇五七〇）〇〇〇―三二一（販売）
http://www.nhk-book.co.jp （ホームページ）
http://www.nhk-book-k.jp （携帯電話サイト）
振替 〇〇一一〇―一―四九七〇一
装幀 山崎信成
印刷 壮光舎印刷・近代美術 製本 二葉製本

Printed in Japan
ISBN978-4-14-088250-4 C0247

241 **少女たちの性はなぜ空虚になったか**
●高崎真規子
今、少女たちのセックスは、価値や興味や希望を失った「行為」に陥っている。われら親世代の性意識の嘘と真実、その変容と挫折を辿る。

242 **日本人の好きなもの** データで読む嗜好と価値観
●NHK放送文化研究所 世論調査部［編］
全国300地点で行った「日本人の好きなもの調査」をもとに、調査結果で示された嗜好や価値観から、現代日本人の姿を探る。

243 **東京お墓巡り** 時代に輝いた50人●酒井茂之
新時代を切り拓いた50人のお墓を紹介。声なき声に耳を傾け、来し方に思いを巡らすひとときを提供する「お墓参りのガイドブック」。

244 **あの日、鬼平先生は何を食べたか** 池波正太郎フランス旅日記
●佐藤隆介
池波正太郎の書生としてフランスに同行した際の旅日記。克明に記された食事のメニューから、洗練された食卓の情景が蘇る。

245 **至福の園芸**●江尻光一
「花飾り」に偏りがちな家庭園芸の現状に警鐘を鳴らし、植物を育てる喜びを熱く語る。好評を得た前著『園芸の極意』に続く第2弾。

246 **「サザエさん」的コミュニティの法則**
●鳥越皓之
なぜ今、人びとの関係性が重要視されているのか？　サザエさん一家の近所づきあいから、新しいまちづくりの法則を読み解く。

247 **暦に見る日本人の知恵**●岡田芳朗
私たちの生活に欠かせない暦―その仕組みと変遷を探り、明治改暦の意外な真相に迫る。暦研究の泰斗による丁寧な絶好の暦入門書。

248 **パパの極意** 仕事も育児も楽しむ生き方●安藤哲也
育児は人生をバージョンアップしてくれる。仕事と育児の両立はもとより、地域活動や社会貢献を楽しむ男のための、実践的父親論。

249 **こだわりアメリカン・ルーツ・ミュージック事典**
先駆者60人の足跡●鈴木カツ
アメリカ音楽をつくった60人の巨人を紹介。アメリカ音楽の奥深さと幅広さを実感できる一冊。こだわりディスク・ガイド付き。

250 **脳と気持ちの整理術** 意欲・実行・解決力を高める
●築山 節
不安を解消し、前向きな自分をつくるには？　話題のベストセラー『脳が冴える15の習慣』の著者が伝授する正しい脳の使い方。

生活人新書　好評発売中！

■築山先生の本

163 **フリーズする脳**　思考が止まる、言葉に詰まる　●築山 節

インターネット、カーナビ、携帯電話。便利な道具に満たされた社会で現代人の脳に何かが起きている。現状に直面する専門医の解説。

202 **脳が冴える15の習慣**　記憶・集中・思考力を高める　●築山 節

何となく記憶力や集中力、思考力が衰えたように感じている。そんな「冴えない脳」を改善させるために、すぐ始められる15の習慣。

■自転車関連本

178 **自転車で痩せた人**　●高千穂 遙

わずか2年で24キロの減量に成功し、体脂肪率は24%から10%以下に。明るく楽しく、そして激しく愛車に乗りまくる日々を活写する。

240 **ペダリスト宣言！**　40歳からの自転車快楽主義　●斎藤 純

マニアックなこだわりから、まちづくりの未来まで、自分の力を再発見させてくれる自転車の魅力と快楽を作家の視点から語り尽くす。

■今月の新刊

251 **子供は理系にせよ！**　●大槻義彦

文系なんかやめておけ。理系の生活はパラダイス。子供を理系にするにはどうすればよいのか？ 理系の魅力と作り方を初公開。

252 **自転車三昧**　●高千穂 遙

50歳の時に出会った自転車が体型と体質を、そして人生までも変えてくれた。春夏秋冬、尽きることのない自転車への愛を熱く語る。